国家出版基金项目
NATIONAL PUBLICATION FOUNDATION

中国中药资源大典

中国中药资源大典
——中药材系列

中药材生产加工适宜技术丛书

中药材产业扶贫计划

龙胆生产加工适宜技术

总 主 编　黄璐琦

主　　编　肖承鸿　许　亮

U0206084

中国医药科技出版社

内 容 提 要

　　《中药材生产加工适宜技术丛书》以全国第四次中药资源普查工作为抓手，系统整理我国中药材栽培加工的传统及特色技术，旨在科学指导、普及中药材种植及产地加工，规范中药材种植产业。本书为龙胆生产加工适宜技术，包括：概述、龙胆药用资源、龙胆栽培技术、龙胆特色适宜技术、龙胆药材质量评价、龙胆现代研究与应用等内容。本书适合中药种植户及中药材生产加工企业参考使用。

图书在版编目（CIP）数据

　　龙胆生产加工适宜技术 / 肖承鸿，许亮主编 . — 北京：中国医药科技出版社，2017.11

　　（中国中药资源大典 . 中药材系列 . 中药材生产加工适宜技术丛书）

　　ISBN 978-7-5067-9501-2

　　Ⅰ . ①龙…　Ⅱ . ①肖…②许…　Ⅲ . ①龙胆—中药加工

Ⅳ . ① R282.71

　　中国版本图书馆 CIP 数据核字（2017）第 195706 号

美术编辑　陈君杞

版式设计　锋尚设计

出版　中国医药科技出版社

地址　北京市海淀区文慧园北路甲 22 号

邮编　100082

电话　发行：010-62227427　邮购：010-62236938

网址　www.cmstp.com

规格　710×1000mm　$^1/_{16}$

印张　$5^1/_2$

字数　45 千字

版次　2017 年 11 月第 1 版

印次　2017 年 11 月第 1 次印刷

印刷　北京盛通印刷股份有限公司

经销　全国各地新华书店

书号　ISBN 978-7-5067-9501-2

定价　15.00 元

中药材生产加工适宜技术丛书
—— 编委会 ——

总 主 编 黄璐琦

副 主 编 （按姓氏笔画排序）

王晓琴	王惠珍	韦荣昌	韦树根	左应梅	叩根来
白吉庆	吕惠珍	朱田田	乔永刚	刘根喜	闫敬来
江维克	李石清	李青苗	李旻辉	李晓琳	杨 野
杨天梅	杨太新	杨绍兵	杨美权	杨维泽	肖承鸿
吴 萍	张 美	张 强	张水寒	张亚玉	张金渝
张春红	张春椿	陈乃富	陈铁柱	陈清平	陈随清
范世明	范慧艳	周 涛	郑玉光	赵云生	赵军宁
胡 平	胡本详	俞 冰	袁 强	晋 玲	贾守宁
夏燕莉	郭兰萍	郭俊霞	葛淑俊	温春秀	谢晓亮
蔡子平	滕训辉	瞿显友			

编　　委 （按姓氏笔画排序）

王利丽	付金娥	刘大会	刘灵娣	刘峰华	刘爱朋
许 亮	严 辉	苏秀红	杜 弢	李 锋	李万明
李军茹	李效贤	李隆云	杨 光	杨晶凡	汪 娟
张 娜	张 婷	张小波	张水利	张顺捷	陈清平
林树坤	周先建	赵 峰	胡忠庆	钟 灿	黄雪彦
彭 励	韩邦兴	程 蒙	谢 景	谢小龙	雷振宏

学术秘书 程 蒙

—— 本书编委会 ——

主　编　肖承鸿　许　亮

编写人员　（按姓氏笔画排序）

龙登凯（贵阳中医学院）

江维克（贵阳中医学院）

许　亮（辽宁中医药大学）

肖承鸿（贵阳中医学院）

周　涛（贵阳中医学院）

蒋有财（现代中药资源动态监测信息和技术
服务中心—清原站）

序

我国是最早开始药用植物人工栽培的国家，中药材使用栽培历史悠久。目前，中药材生产技术较为成熟的品种有200余种。我国劳动人民在长期实践中积累了丰富的中药种植管理经验，形成了一系列实用、有特色的栽培加工方法。这些源于民间、简单实用的中药材生产加工适宜技术，被药农广泛接受。这些技术多为实践中的有效经验，经过长期实践，兼具经济性和可操作性，也带有鲜明的地方特色，是中药资源发展的宝贵财富和有力支撑。

基层中药材生产加工适宜技术也存在技术水平、操作规范、生产效果参差不齐问题，研究基础也较薄弱；受限于信息渠道相对闭塞，技术交流和推广不广泛，效率和效益也不很高。这些问题导致许多中药材生产加工技术只在较小范围内使用，不利于价值发挥，也不利于技术提升。因此，中药材生产加工适宜技术的收集、汇总工作显得更加重要，并且需要搭建沟通、传播平台，引入科研力量，结合现代科学技术手段，开展适宜技术研究论证与开发升级，在此基础上进行推广，使其优势技术得到充分的发挥与应用。

《中药材生产加工适宜技术》系列丛书正是在这样的背景下组织编撰的。该书以我院中药资源中心专家为主体，他们以中药资源动态监测信息和技术服

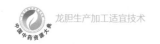

务体系的工作为基础，编写整理了百余种常用大宗中药材的生产加工适宜技术。全书从中药材的种植、采收、加工等方面进行介绍，指导中药材生产，旨在促进中药资源的可持续发展，提高中药资源利用效率，保护生物多样性和生态环境，推进生态文明建设。

丛书的出版有利于促进中药种植技术的提升，对改善中药材的生产方式，促进中药资源产业发展，促进中药材规范化种植，提升中药材质量具有指导意义。本书适合中药栽培专业学生及基层药农阅读，也希望编写组广泛听取吸纳药农宝贵经验，不断丰富技术内容。

书将付梓，先睹为悦，谨以上言，以斯充序。

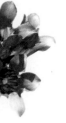

中国中医科学院 院长

中 国 工 程 院 院士 　张伯礼

丁酉秋于东直门

总 前 言

中药材是中医药事业传承和发展的物质基础，是关系国计民生的战略性资源。中药材保护和发展得到了党中央、国务院的高度重视，一系列促进中药材发展的法律规划的颁布，如《中华人民共和国中医药法》的颁布，为野生资源保护和中药材规范化种植养殖提供了法律依据；《中医药发展战略规划纲要（2016—2030年）》提出推进"中药材规范化种植养殖"战略布局；《中药材保护和发展规划（2015—2020年）》对我国中药材资源保护和中药材产业发展进行了全面部署。

中药材生产和加工是中药产业发展的"第一关"，对保证中药供给和质量安全起着最为关键的作用。影响中药材质量的问题也最为复杂，存在种源、环境因子、种植技术、加工工艺等多个环节影响，是我国中医药管理的重点和难点。多数中药材规模化种植历史不超过30年，所积累的生产经验和研究资料严重不足。中药材科学种植还需要大量的研究和长期的实践。

中药材质量上存在特殊性，不能单纯考虑产量问题，不能简单复制农业经验。中药材生产必须强调道地药材，需要优良的品种遗传，特定的生态环境条件和适宜的栽培加工技术。为了推动中药材生产现代化，我与我的团队承担了

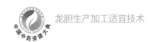

农业部现代农业产业技术体系"中药材产业技术体系"建设任务。结合国家中医药管理局建立的全国中药资源动态监测体系，致力于收集、整理中药材生产加工适宜技术。这些适宜技术限于信息沟通渠道闭塞，并未能得到很好的推广和应用。

本丛书在第四次全国中药资源普查试点工作的基础下，历时三年，从药用资源分布、栽培技术、特色适宜技术、药材质量、现代应用与研究五个方面系统收集、整理了近百个品种全国范围内二十年来的生产加工适宜技术。这些适宜技术多源于基层，简单实用、被老百姓广泛接受，且经过长期实践、能够充分利用土地或其他资源。一些适宜技术尤其适用于经济欠发达的偏远地区和生态脆弱区的中药材栽培，这些地方农民收入来源较少，适宜技术推广有助于该地区实现精准扶贫。一些适宜技术提供了中药材生产的机械化解决方案，或者解决珍稀濒危资源繁育问题，为中药资源绿色可持续发展提供技术支持。

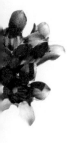

本套丛书以品种分册，参与编写的作者均为第四次全国中药资源普查中各省中药原料质量监测和技术服务中心的主任或一线专家、具有丰富种植经验的中药农业专家。在编写过程中，专家们查阅大量文献资料结合普查及自身经验，几经会议讨论，数易其稿。书稿完成后，我们又组织药用植物专家、农学家对书中所涉及植物分类检索表、农业病虫害及用药等内容进行审核确定，最终形成《中药材生产加工适宜技术》系列丛书。

在此，感谢各承担单位和审稿专家严谨、认真的工作，使得本套丛书最终付梓。希望本套丛书的出版，能对正在进行中药农业生产的地区及从业人员，有一些切实的参考价值；对规范和建立统一的中药材种植、采收、加工及检验的质量标准有一点实际的推动。

2017年11月24日

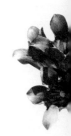

前　言

中药材是中医药和大健康产业发展的物质基础。随着我国中药现代化和大健康产业的快速发展，中药材需求量剧增，为了满足不断增长的医疗需求，历史上很多以野生或少量栽培为主的中药材开始大面积种植，中药农业应运而生，其稳定持续发展事关医疗健康民生工程。中药材种植的迅速发展，出现了不少中药材规模种植区、种植乡、种植县等，药材生产从业人员也迅速增加，这些人员大多缺乏中药材生产加工经验和技术，加之科研成果转化薄弱，市场出现了对中药材生产加工技术的强烈需求。

2016年2月26日，中华人民共和国国务院印发了《中医药发展战略规划纲要（2016-2030年）》，指出在未来15年，要促进中药材种植养殖业绿色发展，加强对中药材种植养殖的科学引导，提高规模化、规范化水平，实施贫困地区中药材产业推进行动，推进精准扶贫。纲要对中药材规范化种植养殖提出了新的想法、做出了战略布局。

为顺应政策导向、社会所需，普及中药材生产加工适宜技术，我们在文献资料整理和产地调研的基础上，组织编写了《龙胆生产加工适宜技术》，本书内容包括龙胆的生物学特性、地理分布、生态适宜分布区域与适宜种植区域、

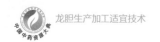

种子种苗繁育、栽培技术、采收与产地加工技术、特色适宜技术、质量评价、化学成分、药理作用及应用等。本书的出版将推动龙胆规范化种植，促进龙胆产业与精准扶贫融合，保护龙胆资源可持续发展，同时对提高药农中药材生产技术水平有重要的指导意义。

由于编撰人员水平及能力有限，书中缺点和错误难免，敬请读者批评与指正，以便进一步修订。

编者

2017年4月

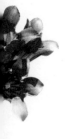

目 录

第1章

概　述

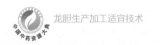
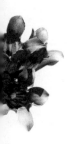

龙胆为龙胆科植物龙胆*Gentiana scabra* Bunge.、条叶龙胆*Gentiana manshurica* Kitag.、三花龙胆*Gentiana triflora* Pall.或坚龙胆*Gentiana rigescens* Franch. ex Hemsl.的干燥根和根茎。具有清热燥湿、泻肝定惊的功效，主治湿热黄疸、小便淋痛、阴肿阴骚、湿热带下、肝胆实火之头胀头痛、目赤肿胀、耳聋耳肿、胁痛口苦、热病惊风抽搐等。

龙胆、条叶龙胆、三花龙胆及坚龙胆均为多年生草本植物，多生在向阳山坡、林边或草丛中，有较强的耐寒性，喜冷凉气候。龙胆分布于吉林、辽宁、黑龙江、内蒙古、河北、陕西、新疆、江苏、安徽、浙江、福建、湖南、湖北、江西、广东、广西等省区；条叶龙胆分布于吉林、辽宁、黑龙江、河北、陕西、山西、山东、江苏、浙江、安徽、湖北、湖南、广东、广西等省区；三花龙胆分布于吉林、辽宁、黑龙江、内蒙古、河北省区；坚龙胆主要分布于云南、贵州、四川、广西和湖南等省区。

20世纪70年代之前，龙胆药材完全依靠野生资源，70年代之后，野生资源越挖越少，部分省份开始尝试由野生变家种，但由于技术限制，生产效率低，规模不大，80年代初有性繁殖的成功，极大提高了龙胆的繁殖系数。由于龙胆栽培投资大、生产周期长、经济效益低等原因导致未能持续大面积的栽培。近年来，龙胆市场行情处于平稳上涨的趋势，其市场需求的提高也极大推动了龙胆栽培的研究，组培快繁技术、种子种苗繁育技术及地区适宜性生产技术都得到了极大的发展。

　　作为临床常用药，龙胆为历代医家所推崇，除在中医临床配方中使用外，还作为龙胆泻肝丸、黄连羊肝丸、小儿清热片、清热解毒口服液、当归龙荟丸、鼻窦炎口服液等中成药的原料。但龙胆优质品种的缺乏、栽培方式粗放、品种与质量控制技术滞后等问题严重制约了龙胆产业的可持续发展。因此，加强龙胆的引种栽培、优良品种选育与繁殖等方面的研究，以及龙胆资源问题的有效解决和质量标准控制技术的提高，将成为推动龙胆种植产业可持续发展的强大动力。

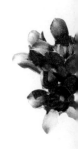

第2章

龙胆药用资源

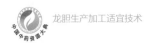

一、形态特征及分类检索

龙胆为龙胆科植物龙胆*Gentiana scabra* Bunge.、条叶龙胆*Gentiana manshurica* Kitag.、三花龙胆*Gentiana triflora* Pall.或坚龙胆*Gentiana rigescens* Franch. ex Hemsl.的干燥根和根茎。前三种习称"龙胆",后一种习称"坚龙胆"。

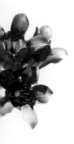

龙胆*G. scabra* Bunge.为多年生草本,全株通常绿色带紫色,高30~60cm。根茎短,密生多数黄白色具横皱纹、略肉质的须根。茎直立,单生,稀2~3枝丛生;近圆形,具条棱。枝下部叶膜质,淡紫红色,鳞片形,长4~6mm,先端分离,中部以下连合成筒状抱茎;中、上部叶近革质,无柄,卵形或卵状披针形至线状披针形,长2~7cm,宽2~3cm,有时宽仅约0.4cm,愈向茎上部叶愈小,先端急尖,基部心形或圆形,边缘微外卷,粗糙,上面密生极细乳突,下面光滑,叶脉3~5条,在上面不明显,在下面突起,粗糙。花多数,簇生枝顶和叶腋;无花梗;每朵花下具2个苞片,苞片披针形或线状披针形,与花萼近等长,长2~2.5cm;花萼筒倒锥状筒形或宽筒形,长10~12mm,裂片常外反或开展,不整齐,线形或线状披针形,长8~10mm,先端急尖,边缘粗糙,中脉在背面突起,弯缺截形;花冠蓝紫色,有时喉部具多数黄绿色斑点,筒状钟形,长4~5cm,裂片卵形或卵圆形,长7~9mm,先端有尾尖,全缘,褶偏斜，狭三角形，长3～4mm，先端急尖或2浅裂；雄蕊着生冠筒中部，整齐，花丝钻形，长9～12mm，花药狭矩圆形，长3.5～4.5mm；子房狭椭圆形或披针形，长1.2～1.4cm，两端渐狭或基部钝，柄粗，长0.9～1.1cm，花柱短连柱头长3～4mm，柱头2裂，裂片矩圆形。蒴果内藏，宽椭圆形，长2～2.5cm，两端钝，柄长至1.5cm；种子褐色，有光泽，线形或纺锤形，

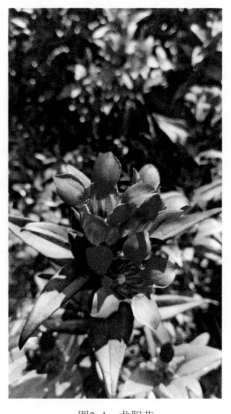

图2-1　龙胆花

长1.8～2.5mm，表面具增粗的网纹，两端具宽翅。花果期5～11月。

条叶龙胆G. manshurica Kitag.为多年生草本，高20～30cm。根茎平卧或直立，短缩或长达4cm，具多数粗壮、略肉质的须根。花枝单生，直立，黄绿色或带紫红色，中空，近圆形，具条棱，光滑。茎下部叶膜质；淡紫红色，鳞片形，长5～8mm，上部分离，中部以下连合成鞘状抱茎；中、上部叶近革质，无柄，线状披针形至线形，长3～10cm，宽0.3～0.9（1.4）cm，愈向茎上部叶愈小，先端急尖或近急尖，基部钝，边缘微外卷，平滑，上面具极细

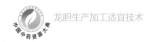

乳突，下面光滑，叶脉1～3条，仅中脉明显，并在下面突起，光滑。花1～2朵，顶生或腋生；无花梗或具短梗；每朵花下具2个苞片，苞片线状披针形与花萼近等长，长1.5～2cm；花萼筒钟状，长8～10mm，裂片稍不整齐，线形或线状披针形，长8～15mm，先端急尖，边缘微外卷，平滑，中脉在背面突起，弯缺截形；花冠蓝紫色或紫色，筒状钟形，长4～5cm，裂片卵状三角形，长7～9mm，先端渐尖，全缘，褶偏斜，卵形，长3.5～4mm，先端钝，边缘有不整齐细齿；雄蕊着生于冠筒下部，整齐，花丝钻形，长9～12mm，花药狭矩圆形，长3.5～4mm；子房狭椭圆形或椭圆状披针形，长6～7mm，两端渐狭，柄长7～9mm，花柱短，连柱头长2～3mm，柱头2裂。蒴果内藏，宽椭圆形，两端钝，柄长至2cm；种子褐色，有光泽，线形或纺锤形，长1.8～2.2mm，表面具增粗的网纹，两端具翅。花果期8～11月。

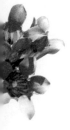

三花龙胆 *G. triflora* Pall.为多年生草本，高35～80cm。根茎平卧或直立，短缩或长达4cm，具多数粗壮、略肉质的须根。花枝单生，直立，下部黄绿色，上部紫红色，中空，近圆形，具细条棱，光滑。茎下部叶膜质，淡紫红色，鳞片形，长1～1.2cm，上部分离，中部以下连合成筒状抱茎；中上部叶近革质，无柄，线状披针形至线形，长5～10cm，宽0.4～0.7cm，愈向茎上部叶愈小，先端急尖或近急尖，基部圆形，边缘微外卷，平滑，上面密生极细乳突，下面光滑，叶脉1～3条，光滑，仅中脉明显，并在下面突起。花多数，稀3朵，簇生枝顶及叶腋；无花梗；每朵花下具2个苞片，苞片披针形，与花萼近等长，长8～12mm；花萼外面紫红色，花萼筒钟形，长10～12mm，常一侧浅裂，裂片稍不整齐，狭三角形，稀线状披针形，长4～8mm，先端急尖，边缘微外卷，平滑，中脉在背面突起，弯缺截形；花冠蓝紫色，钟形，长3.5～4.5cm，裂片卵圆形，长5～6mm，先端钝圆，全缘，褶偏斜，宽三角形，长1～1.5mm或截形，边缘啮蚀形，稀全缘；雄蕊着生于冠筒中部，整齐，花丝钻形，长7～10mm，花药狭矩圆形，长4～4.5mm；子房狭椭圆形，长8～10mm，两端渐狭，柄长7～9mm，花柱短，连柱头长2～3mm，柱头2裂，裂片矩圆形。蒴

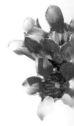

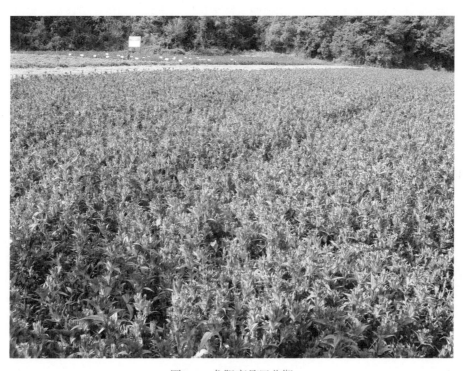

图2-2　龙胆商品田花期

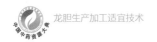

果内藏，宽椭圆形，长1.5～1.8cm，两端钝，柄长至1cm；种子褐色，有光泽，线形或纺锤形，长2～2.5mm，表面具增粗的网脉，两端有翅。花果期8～9月。

坚龙胆*G. rigescens* Franch. ex Hemsl.为多年生草本，高30～50cm。须根肉质。主茎粗壮，发达，有分枝。花枝多数，丛生，直立，坚硬，基部木质化，上部草质，紫色或黄绿色，中空，近圆形，幼时具乳突，老时光滑。无莲座状叶丛；茎生叶多对，下部2～4对小，鳞片形，其余叶卵状矩圆形、倒卵形或卵形，长1.2～4.5cm，宽0.7～2.2cm，先端钝圆，基部楔形，边缘略外卷，有乳突或光滑，上面深绿色，下面黄绿色，叶脉1～3条，在下面突起，叶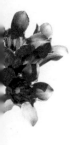柄边缘具乳突，长5～8mm。花多数，簇生枝端呈头状，稀腋生或簇生小枝顶端，被包围于最上部的苞叶状的叶丛中；无花梗；花萼倒锥形，长10～12mm，萼筒膜质，全缘不开裂，裂片绿色，不整齐，2个大，倒卵状矩圆形或矩圆形，长5～8mm，先端钝，具小尖头，基部狭缩成爪，中脉明显，3个小，线形或披针形，长2～3.5mm，先端渐尖，具小尖头，基部不狭缩；花冠蓝紫色或蓝色，冠檐具多数深蓝色斑点，漏斗形或钟形，长2.5～3cm，裂片宽三角形，长5～5.5mm，先端具尾尖，全缘或下部边缘有细齿，褶偏斜，三角形，长1～1.5mm，先端钝，全缘；雄蕊着生冠筒下部，整齐，花丝线状钻形，长14～16mm，花药矩圆形，长2.5～3mm；子房线状披针形，长11～13mm，两端渐狭，柄长8～10mm，花柱线形，连柱头长2～3mm，柱头2裂，裂片外卷，线形。蒴果内藏，椭圆形或椭圆状披针形，长10～12mm，先端急尖或钝，基部钝，柄长至15mm；种子黄褐色，有光泽，矩圆形，长0.8～1mm，表面有蜂窝状网隙。花果期8～12月。

龙胆基原植物及其近缘植物分类检索表

1 种子具翅。

  2 花冠蓝色，花冠裂片间非流苏状，叶全缘。

    3 叶卵形至卵状披针形，叶缘及主脉粗糙 ……… 龙胆*Gentiana scabra* Bunge

    3 叶披针形至线形，叶缘及主脉不粗糙。

      4 花冠裂片先端尖，裂片三角形 …… 条叶龙胆*Gentiana manshurica* Kitag.

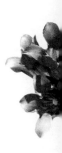

      4 花冠裂片先端钝，裂片卵圆形 …………… 三花龙胆*Gentiana triflora* Pall.

  2 花冠紫红色，花冠裂片间褶流苏状；叶缘具微齿 ………………………………

………………… 红花龙胆*Gentiana rhodantha* Franch. ex Hemsl.

1 种子不具翅，表面有蜂窝状网纹。

  5 草本，茎全为草质。

    6 叶卵形或卵状长圆形，茎上部叶不呈总苞状；聚伞花序顶生或腋生 ………

………………… 坚龙胆*Gentiana rigescens* Franch. ex Hemsl.

    6 叶披针形，或菱状披针形，先端尖，茎顶部的叶呈总苞状包围花；花多数

      丛生，头状。

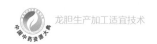

7 花冠裂片间褶呈三角形，花冠蓝紫色；花萼裂片不等大或呈齿状 ·········

··················· 头花龙胆*Gentiana cephalantha* **Franch. ex Hemsl.**

7 花冠裂片间褶截形，花黄白色；花萼裂片近相等 ·······················

································· 高山龙胆*Gentiana algida* **Pall.**

5 亚灌木，老茎近木质；营养枝细长；花枝的叶菱状披针形，花常少于8朵······

··················· 亚木龙胆*Gentiana suffrutescens* **J.P.Luo et Z.C.Lou**

二、生物学特性

1. 生态习性

龙胆多生于海拔200～1700m的向阳山坡、林边、草丛中；条叶龙胆多生于海拔110～1100m的山坡草地或潮湿地区；三花龙胆多生于海拔440～950m的草地、林间空地、灌丛中；坚龙胆多分布区在海拔1100～3000m的杂草荒坡、针叶林或阔叶林林下及林缘。

2. 生长发育特性

龙胆为多年生草本植物，有较强的耐寒性，喜冷凉气候，对温度要求不严格，但种子萌发时具有光敏效应，必须有适宜的温度和一定的光照条件。龙胆在较为湿润的土壤中生长良好，喜欢微酸性土壤，但耐旱能力较强，土壤水分过多会影响龙胆的生长，而且会造成烂根。

条叶龙胆一般第一年只长出一条主根，以后每年不断在根与茎之间依次向上长出新的不定根，从而形成须根系，到第7年以后上面不断生根的同时，下面的根也不断腐烂死亡，因此，在7年内须根是不断增多的。在整个生长周期的后期，地上部分茎叶较多，其产量的净增加也会较大，在非极端密度栽培条件下，采挖过早严重影响产量的提高。

三、地理分布

龙胆属植物有约400种，我国约有250种，主要生长在高山、石滩、高山草甸和灌丛林。《神农本草经》记载龙胆"生山谷"，记述了其生长环境。《名医别录》谓之"生齐朐及冤朐"，齐朐和冤朐即山东菏泽地区，为最早发现的龙胆药材产地。而后，陶弘景曰："今出近道，吴兴为胜"，说明龙胆在梁都南京一带（近道）及浙江中北部（吴兴）均有出产。至宋代，《本草图经》谓条叶龙胆"生齐朐山谷及冤朐，今近道也有之"，此时的近道指宋都开封及周边地区。而后《救荒本草》谓之"今钧州、新郑山岗间亦有"，即现今河南许昌、新郑等地。《植物名实图考》所述的"滇龙胆草，生云南山中。"说明龙胆 *G. scabra* Bunge.、条叶龙胆 *G. manshurica* Kitag.和坚龙胆 *G. rigescens* Franch. ex Hemsl.先后在我国山东、江苏、浙江、河南、湖北等中部地区以及云南等地均发现野生资源。

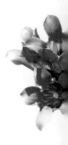

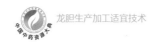

至清朝末期，东北地区大量的野生药材资源得以开发，当时其分布区为整个东北西部的松辽平原。而位于嫩江南岸的吉林省洮南、松原等地地势低洼，非常适合龙胆的生长，也使得洮南逐渐成为龙胆药材的主要产地。1935年陈存仁所著的《中国药学大辞典》有"龙胆产安徽由汉口进来，产江苏镇江府由上海运来，产吉林、奉天、洮南由山东牛茌帮运来"的描述，说明龙胆产地此时开始转入吉林省洮南市、松原市等地的平原地区。

截至目前，根据不完全统计，龙胆主要分布于东北、内蒙古、河北、陕西、新疆、江苏、安徽、浙江、福建、湖南、湖北、江西、广东、广西等地；条叶龙胆分布于东北、河北、陕西、山西、山东、江苏、浙江、安徽、湖北、湖南、广东、广西等地；三花龙胆分布于东北及内蒙古、河北地区；坚龙胆主要分布于云南、贵州、四川、广西和湖南等省区。

四、资源现状

20世纪70年代之前，医药市场所需的北龙胆完全依靠野生资源，而70年代之后，在利益的驱动下，产区民众年复一年的地毯式滥采乱挖，导致野生资源枯竭，呈现出"龙胆越挖越少，越挖越小，越挖越远"的趋势。20世纪90年代，在龙胆被列入国家重点发展的保护品种之后，东北关龙胆开始推广种植，但20多年来因用地受限、价格偏低、效益减少、劳动力流失、生产周期长以及自然灾害等原因导致栽培龙胆发展的缓慢，产量不但没有大幅度的递增，反而从2008年开始种植面积呈减少趋势，龙胆产量亦同步减少。据有关媒体报道，20世纪90年代，东北野生龙胆约为5000吨。至21世纪初，锐降至1500吨左右，2005年减至600吨左右，2011年下降至100吨左右。

随着资源的减少，关龙胆的产量呈逐年下滑之势。云贵地区的坚龙胆因其产量大、价格低的特点而被大量的开发利用。但由于野生龙胆的资源枯竭，家种龙胆的发展缓慢，龙胆产量逐年减少的趋势已愈发明显，导致各地库存薄弱，后继乏力，供需出现缺口。据统计，国内外开发新药及医疗用量若以每年10%左右递增，则龙胆需求量为1500～2000吨之间，因此可见，龙胆资源的现有储量尚未能满足市场需求。

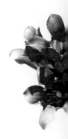

第3章

龙胆栽培技术

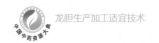

一、种子种苗繁育

（一）关龙胆种子种苗繁育

1. 繁殖材料

关龙胆繁殖分为种子繁殖和营养繁殖，以种子繁殖为主，因龙胆种子细小，萌发时需要较高的温度和较大的湿度，同时又需要一定的光照，多采用育苗移栽，营养繁殖采用分根繁殖或扦插繁殖。

2. 种子繁殖

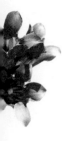

龙胆种子属于光敏性种子，种子萌发要求适宜的温湿度和适当的光照。如湿度合适，25℃左右，约1周即可发芽，低于20℃时需半月左右才能发芽。龙胆种子胚率约70%，发芽率约为60%。种子寿命短、不耐贮藏，在室内一般条件下砂藏可延长寿命。种子有明显休眠习性，需经低温砂藏2周打破休眠才能发芽；也可用赤霉素浸种，发芽率可提高约19%。生产上龙胆播种出苗困难，可能原因有以下四个方面：一是未经低温砂藏或赤霉素处理，未解除休眠；二是解除休眠的种子播种后，未有适宜的温湿条件，主要是水分条件；三是留种母株生长不良，种子尚未成熟；四是种子发芽期未经弱光处理，达不到光敏特性的要求。

选三年以上的无病害健壮植株采种。为使种子饱满，每株留3～5朵花，多余的花摘除，当果实顶端露出花冠口外时，种子即将成熟。采收时连果柄一齐摘下，使种子有后熟阶段，或在整片种子田内有30%以上的植株果实裂口时，将所有植株齐地面割下，捆成小把，立放于室内，半月后将小把倒置，轻轻敲打收取种子。因龙胆种子特别小，采收时易混进茎、叶等碎片，可用40目、60目、80目筛依次筛选，80目筛上的为清洁种子，为繁殖用种。

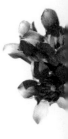

种子繁殖分室内育苗和室外育苗两种方式，室内苗床：在温室或室内用育苗盆（直径33～40cm，高10cm）或育苗箱（60cm×30cm×10cm）装满培养土（腐殖土∶田土∶细砂为2∶1∶1），刮平后用压板压实待播。苗土稍低于箱边2～3cm。室外苗床：采用控温催芽、液态播种、平畦或凹槽高畦的育苗方法。最好在塑料薄膜大棚内育苗，条件容易控制，出苗率、保苗率可达60%以上。具体做法是在已做好的宽1～1.2m、长因地而宜的平畦上进行播种。事先将龙胆种子进行室内控温催芽，即将种子喷透水后包于布内，再放到平盘上，在25℃条件下催芽，经常喷水保持足够湿度，约7天即可发芽。催芽时白天将布包打开见一定量的光照，每天漂洗两次。用5%硝酸钾或用50mg/kg的赤霉素浸泡种子0.5～1小时均能代替光敏效应，提高发芽率。当种子有50%露小白芽时，将其放入配制好的保水剂悬浮液或清水中用大孔喷壶或水泵将种子均匀喷撒在播种畦上，播种量2～3g/m²，播后不覆土，覆盖一层苇帘、草帘或松针等，保温、保湿、遮阴，便于种子萌发和幼苗生长。经常用小喷雾器喷水，始终保持

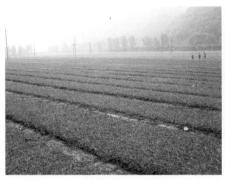 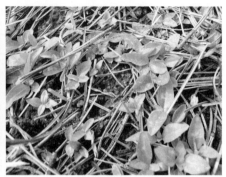

图3-1　龙胆播种后覆盖松针　　　　　　　图3-2　龙胆幼苗

土壤湿润。长出1对子叶时将帘架起，长出3～4对真叶后可撤帘，二年生以后的植株不需再盖帘，任其自然生长。

3. 营养繁殖

（1）分根繁殖　生长3～4年后，随着芽的形成，根状茎也有分离现象，形成既相连又分离的根群。挖起后易掰开，分成几组根苗，再分别栽植。

（2）扦插繁殖　于6月份剪取地上茎，每3～4节为一插条，将下部的叶剪掉，将插条基部2～3cm浸入复合激素溶液内，24小时后取出，按行株距10cm×5cm扦插于插床内，深约3cm，保持土壤湿润并适当遮阴。经3～4周生根，于7月下旬定植。定植方法同移栽。

（二）坚龙胆种子种苗繁育

1. 繁殖材料

选择三年及三年生以上植株高大、茎秆粗壮、生长健壮、无病虫害的植

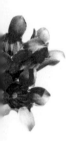

株留种。种子千粒重要求在0.015g以上，水分≤12%，发芽率≥30%，净度≥60%。

2. 种子繁殖

播种前用50%多菌灵500倍液浸种12小时，取出适当晾晒再播种。5月下旬至6月中旬播种，可根据当地的雨季适当调整。播种量0.15～0.30千克/亩。播种前先浇透底水，或者待下透雨后播种。播种前将处理好的种子用种子量体积5～10倍的细砂土混拌均匀直接撒播，撒播时分两次撒，出苗相对均匀。在田间同时播种狗尾草草籽（1.5～2.5千克/亩）进行套种。

3. 龙胆大棚育苗技术

（1）床土及大棚设置　选择水源方便、背风处安置塑料大棚。育苗床应选择土质肥沃、结构好的壤土。大棚为木质结构，顶端由竹片弓圆，大棚长55～60m，宽8m，横向由5根柱桩组成，中间柱高，距离床面2m，两侧二柱高各1.8m，边柱高各0.5m。

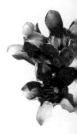

4月上旬将大棚覆盖好塑料薄膜，大棚覆盖物系塑料和白布，沿大棚横向作床，床长3.75m，宽1.2m，高0.3m，在大棚中间顺大棚方向设一条0.5m宽的作业主道。

（2）育苗　因龙胆种子小，萌发时要求较高的温度和较大的湿度，又为需光萌发的种子，所以直播不易成功，常采用育苗移栽的方法。

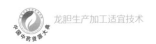

室内苗床用育苗盆（直径33～40cm，高10cm）或育苗箱，装满培养土（腐殖土：田土：砂=2：2：1），刮平后用压板压实待播。育苗箱内也可用连续薄膜每隔2cm隔开。其间装入培养土待播。用薄膜隔育苗，移栽时成活率高。

室外苗床用木板或秫秸把、条帘、砖等，做成长方形的床框，长2～3m，宽40～50cm，镶入土内，上沿稍高出地面。床框内的土要深翻20cm以上，施入适量的腐熟厩肥，耙细铺平，用压板压实，使床面低于床框上沿3～5cm，紧贴床框外侧挖一条宽15～20cm、深20cm左右的润水沟。如育苗量大，可挖并排床，床间隔20cm。播种后上面必须条帘遮阴保湿。

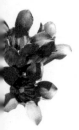

（3）播种　4～5月均可播种，但以早播为好，使幼苗有足够的生长时间，才能形成粗壮的越冬芽和根。无论是育苗盆、箱或是苗床，都要浇透底水。待水分渗下后即播种。根据育苗面积计算出用种量，把经过精选的种子轻轻放入40目分样筛内，一手扶筛，一手不断轻敲筛壁，同时移动筛位，使种子均匀地散落款在床面上。播后用细箩筛土覆盖，以稍盖上种子为度，厚约1mm，然后在床框上盖玻璃，以提高和保持湿度。大棚覆布时间为5月上旬，揭布时间为9月上旬。

（4）大棚苗期管理

①控温控湿　4至5月中旬，夜间棚内温度较低，不利幼苗生长，所以要通

过增温设备进行增温，使夜间温度不能低于10℃，应保持15℃左右，白天遇阴雨天气温度低时也应采取措施增温。5月下旬至6月上旬移栽前棚内气温有时可接近30℃，这种情况应加强通风和喷水进行降温，使棚内温度不超过28℃。

②大棚苗床管理　龙胆草播种后至幼苗前期前根系生长十分缓慢，其胚根分布在1~2cm土层，该时期苗床管理要点是始终保持表面土壤湿润，尤其播后至出齐苗以前要经常观察，不能使苗床表面出现干土。播后出苗前应用细孔喷壶向床面喷水。为保持大棚内有较高的湿度，减少对苗床的喷水次数，可向作业道等处喷水。从播种到移栽对苗床要进行2~3次除草，其原则是要掌握除早除小，在杂草出土后只要能用手拔出时就要进行，拔草时不要伤苗。为了使龙胆幼苗发育良好，根系粗壮，要进行一至两次追肥，其方法是将磷酸二铵溶解在水中，稀释至500倍直接向苗床叶面上喷撒即可。

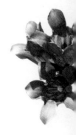

龙胆草幼苗达到2~3对真叶，主根长达6~8cm，50~55天后便可进行移栽。但在移栽前半月左右应对幼苗进行通风并加大光照。

4. 组织培养快繁技术

（1）外植体的选择与消毒　取龙胆的成熟未开裂果实作为外植体，依次用2%洗洁精水溶液浸泡5分钟，自来水冲洗15~30分钟，用添加了2~3滴聚山梨酯-20的100ml 0.1%升汞消毒10~12分钟，高压灭菌处理的无菌水冲洗3~5次，最后用消毒滤纸除去表面水分，得到外植体。

（2）种子萌发获得无菌试管苗 将（1）得到的外植体在超净工作台上剥开，将种子抖落到MS培养基中，在培养温度为23～27℃，光照强度1500 lx，光照时间为12～14小时/天的条件下培养30天，种子发芽后获得无菌试管苗，其中MS培养基（pH5.8）中含0.2mg/L的苄基腺嘌呤、30g/L的蔗糖和3.4g/L的琼脂粉。

（3）试管苗丛生芽快速繁殖培养 将（2）中得到的无菌试管苗置于MS繁殖培养基中，在培养温度23～27℃，光照强度1500 lx，光照时间为12～14小时/天的条件下，培养30天得到试管苗丛生芽，其中MS繁殖培养基（pH5.8）中含0.5～2.5mg/L的苄基腺嘌呤、0.1～0.3mg/L的吲哚乙酸IAA、0～0.2mg/L的激动素KT、30g/L蔗糖和3.4g/L的琼脂。

（4）丛生芽生根培养 将（3）中得到的丛生芽切成带顶芽或叶芽的茎段，置于1/2MS生根培养基中，在培养温度23～27℃，光照强度1500 lx，光照时间为12～14小时/天的条件下培养30天得到带根的完整植株。其中1/2MS生根培养基（pH5.8）中含0.1～0.5mg/L的吲哚乙酸IAA、0.1～0.3mg/L的生根粉ABT、0～0.2mg/L的萘乙酸NAA、30g/L蔗糖和3.4g/L的琼脂。

（5）炼苗与移栽 将（4）中获得带根的完整植株，在室温为25℃的室内打开瓶盖，在瓶中加入少量自来水，炼苗2～4天，表面角质形成后将苗取出，洗净根部培养基，立即移栽到苗床中，在苗床中生长1个月后移栽大田。

二、栽培技术

（一）关龙胆栽培技术

1. 选地整地

宜选择比较湿润，地势平坦，阳光充足，靠近水源，土壤以含有丰富腐殖质的砂质土壤或黑土为宜。贫瘠，黏土不宜栽培。播种或移栽前进行整地，翻地深度约20cm。结合整地施足底肥，然后整平耙细，挂线作床，床面宽1.2～1.3m，床面高25～30cm，作业道宽60cm。

2. 播种或育苗

可采用有性繁殖或无性繁殖。

有性繁殖种子播种后土壤含水量不低于30%，地表空气湿度60%～70%，温度25～28℃为宜，约7天后开始萌发，土壤pH值6.3～7.8时种子发芽率较高。

无性繁殖可采用分根繁殖。分根繁殖于秋季挖出地下部分，将根茎切成块，连同须根备作种栽用。

3. 种子标准

（1）种子质量　成熟的龙胆种子500g约有350万粒。种子纯度在95%以上，发芽率约80%。

（2）种子处理　选用性状稳定，质量优良的种子。每亩用种量500g。播种

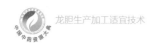
前用50mg/kg赤霉素浸泡12～24小时后，用70%代森锰锌，80%大生M–45，浸泡10～20分钟后再用清水洗2～3遍后，摊开至种子外皮干了即可播种。播种时种子中可拌入细砂，小灰、玉米面等。

4．栽种方法

（1）春播　春播时间一般在清明至5月上旬，播种后应覆盖松针或稻草，不能缺水，让床面保持湿润。特别在胚芽长出7～10天内土壤表面不能干，否则会造成死苗。当苗出土后即可撤去一部分松针或稻草稍露地面即可。撤去的松针或稻草覆盖作业道上有利于防治病害发生。

（2）秋播　秋播在10月进行，直接播种后覆盖松针或稻草即可。

（3）移栽　移栽一般在春秋两季，春季于4月上旬，秋季于9月下旬至10月上旬，在越冬芽形成而尚未萌动时进行。栽一年苗双株行距15～20cm，株距7～10cm，亩用苗量5万～6万株。覆土要因地制宜，砂壤土7cm，土壤黏度大覆土5cm或不覆土。栽二年苗单株，行距20cm，株距9cm，苗小可双株，亩用苗量4万株左右。栽植采用斜栽。覆砂壤土不超过10cm，黏土7cm。移栽不要紧靠床边，两边留出5～10cm，栽植完后用铁锹清理作业

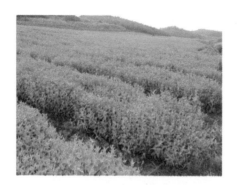

图3-3　龙胆栽培地生长期

道，床两边拍实。床面和作业道最好用松针或稻草覆盖一层不露地面，铁即可保墒又可预防病害发生。

5．田间管理

（1）淋水、灌水　天气干旱时及时淋水和灌水，保持土壤湿度。

（2）除草　出苗后及时除去杂草，防止欺苗争养。

（3）遮阴　出苗后应

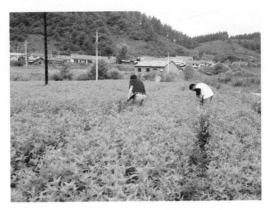

图3-4　龙胆田间观察

严格控制光照，可种植遮阴作物，畦作的于畦南侧，垄作的行间种玉米进行遮阴。

（4）施肥　种植龙胆草主要使用农家肥，以基肥为主，追肥为辅，每亩用量2000kg，于栽种前均匀施入地里。生长季节可喷施叶面肥0.3%尿素，0.5%磷酸氢钾，植物动力2003、力力加，多效丰产灵等。此外，可适量施用GAP允许使用的肥料。

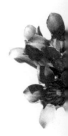

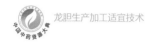

6. 病虫害防治

〈病害〉

（1）斑枯病

【主要症状】 主要发生部位在叶片。发病初期病斑周围出现蓝黑色的晕圈，中间出现小黑点，以后病斑逐渐扩大，呈圆形、椭圆形及不规则形。从出现第一对幼苗真叶即开始发病，定植后的成苗从植株底部3～4对叶片开始发病。

【病原菌】 斑枯病病原菌为*Septoria gentianse* Thume，属于半知菌亚门，壳针孢属真菌。该病菌是一种高温高湿喜光性真菌，20～28℃且高湿环境利于病害发生。

【发病特点】 病原菌主要以分生孢子和菌丝体在病残体和种苗上越冬，成为初侵染源。第二年春季，分生孢子可随气流传播引起侵染，侵染严重时，导致整个叶片枯死。一般5月下旬可观察到病害，7月至8月为盛发期，9月为慢发期。

【防治措施】 ①做好种子种苗消毒工作，播种前用消毒液（70%代森锰锌可湿性粉剂

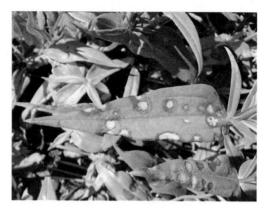

图3-5 龙胆草斑枯病

500倍液，50%多菌灵800～1000倍液）浸种2～3小时，种苗根也要浸蘸消毒液；②入冬前做好清理工作，烧掉病株残体；③5月初开始喷施农药（70%代森锰锌可湿性粉剂500倍液，50%多菌灵800～1000倍液，50%甲基硫菌灵可湿性粉剂800～1000倍液，3%多抗霉素可湿性粉剂120～150倍液），病情发展，确定喷药次数。

（2）褐斑病

【主要症状】　植株叶片呈现3～9mm圆形或近圆形褐色病斑，中心颜色稍浅，病斑周围有深褐色晕圈。高温和高湿条件下，病斑两侧可见黑色小点，这为病原菌的分生孢子器。随病情发展，病斑可相互融合，导致叶片枯死。

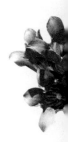

【病原菌】　褐斑病病原菌为*Septoria microspors* Speg.，属于半知菌亚门，壳针孢属真菌。

【发病特点】　高温高湿会导致本病发生。5～6月份，生育期中开始发病；7～8月份病情最重。

【防治措施】　从5月下旬开始，喷3%井冈霉素水剂50mg/kg液，每10天一次，连喷3～5次；冬季清园，处理病残休，减少越冬菌源。

（3）炭疽病

【主要症状】　茎中发病，在节部开始腐烂，造成节上部位开始腐烂，造成节上部分枯死，腐烂形成肉色分生孢子团。病菌以分生孢子附在种子表面，以

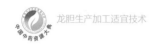

菌丝潜伏在种子内，或以菌丝体和分生孢子盘在患病的残株上越冬，翌年可作为侵染来源。病菌多由寄生的伤口侵入，病斑上产生的新的分生孢子可通过风、雨、昆虫再侵染。

【病原菌】 炭疽病病原菌为*Colletotrichum gloeosporioides*（Penz.）Sacc.，属于半知菌亚门，炭疽菌属真菌。

【发病特点】 病菌适合生长温度12～32℃，最适温度27℃，空气相对湿度约95%。夏季雨季到来时，温度高、湿度大，往往发病较重。适宜温度下，相对湿度较低时，致病菌潜伏期长，空气湿度低于55%时，则不发病，空气湿度大于87%时，潜伏期3天左右。种植密度大、排水不良及施肥不当，也会导致该病发生和蔓延。

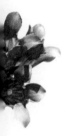

【防治措施】 合理密植，防止高温高湿；注意排水，适当施肥；发病初期及时喷施农药。常用农药有80%代森锌可湿性粉剂、50%甲基硫菌灵可湿性粉剂400～500倍液、75%百菌清可湿性粉剂600倍液或1∶1∶200倍的波尔多液，每隔7～10天喷施一次，共2～3次。

（4）根腐病

【主要症状】 发病初期细根及根尖先感病腐烂，以后渐渐向上蔓延。发病部位呈黄褐色，心部先腐烂，根皮最后腐烂。少数烂根干枯后呈黑褐色。

【病原菌】 根腐病病原菌为*Rhizoctonia solani* Kuhn.，属于半知菌亚门，丝核菌属真菌。

【发病特点】 高温高湿环境易发病，一般多在3月下旬至4月上旬发病，5月进入盛发期。

【防治措施】 苗床药土处理，每平方米苗床用多菌灵5g与25kg细土拌成药土，播种时做垫土和覆土；发病初期喷淋20%甲基立枯磷可湿性粉剂（利克菌）1200倍液；根腐病、株腐病混合发生时，可用72.2%普力克800倍液加50%福美双800倍液喷淋。

（5）叶斑病

【主要症状】 发病初期叶片上零星分布黄白色病斑，叶边缘处较多，以后斑点逐渐扩大成片，形成较大病斑，严重时，病斑两面有黑色小点，整片叶片枯黄。

【病原菌】 叶斑病病原菌为*Septoria gentianae* Thuemen，属于半知菌亚门，壳针孢属真菌。

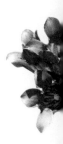

【发病特点】 该病多在6月份以后发生，7~8月份较为严重。

【防治措施】 可用40%三乙磷酸铝可湿性粉剂和50%多菌灵可湿性粉剂混合200倍液喷施。

（6）猝倒病

【主要症状】 发病植株茎上可出现褐色水渍状小点，而后小点扩大，植株可成片倒伏，1周后死亡。

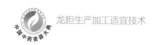

【病原菌】 猝倒病病原菌为鞭毛菌亚门真菌。

【发病特点】 此病多在5～6月份发生。湿度高，播种密度大会导致大量发病。

【防治措施】 除做到综合防治外，重点应调节土壤水分，病害发生时，应立即停止浇水，并用40%三乙磷酸铝可湿性粉剂300～400倍液和65%代森锌可湿性粉剂500倍液浇灌病区。

（7）茎枯病

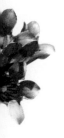

【主要症状】 发病初期，病菌先感染植株上部嫩茎，而后向下蔓延。感染部位初期暗灰色，随后逐渐变为灰白或黄白色，后期染病茎秆干枯，皮层破坏，茎表皮易剥落，表皮下可见梭形或长条形黑色扁柱状物。严重者地上部茎叶全部死亡，种子绝收。

【发病特点】 该病常发生于长势茂盛地块，移栽当年发病率轻，次年发病率较高。

【防治措施】 用10%抗菌剂401醋酸溶液1000倍液喷洒，同时，注意控制追肥数量、去掉多余越冬芽、防止植株徒长，预防本病发生。

（8）叶腐病

【主要症状】 发病部位呈同心圆状向四周蔓延，边缘有白色霉状物。染病叶片为水渍状，严重时变黑腐烂，烂叶发黏，还可同根一起烂掉。

【发病特点】　温度急剧变化及环境湿度高会导致本病的发生。

【防治措施】　注意减少土壤湿度，发病期间用百菌清1500倍液或甲基托布津800倍液浇灌病区。

（9）苗枯病

【主要症状】　染病叶片淡黄色，个别叶片中心紫绿色，植株根可与土壤脱离，可延续10～20天不死。

【发病特点】　该病多发生于砂质壤土、光照强、湿度小的地块。一般在出苗后第一对真叶至第二对真叶间发病。

【防治措施】　除做到综合防治外，要注意保持病区土壤湿度，并减少光照强度，减轻本病发生。

〈虫害〉

（1）蛴螬

【主要特征】　咬食龙胆幼根、幼茎，使植株失去营养而死，造成缺苗断垄。

【发病规律】　蛴螬秋后潜入深层土壤越冬，春季蛴螬在寄主根区危害根部，随后化蛹，成虫夏季羽化产卵于苗木根部，卵孵化后幼龄蛴螬啃食龙胆根，一直持续到入蛰越冬。有机质含量高、疏松湿润土壤有利于蛴螬的发生。

【防治措施】　秋季深耕土壤，将虫体翻出，利用气温和自然因素致死；夏

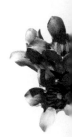

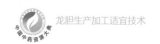

季利用成虫趋光性，田边装黑光灯，灯下放置一滴入煤油的水盆，诱杀成虫；每亩用50%敌百虫粉剂1.5～2.5kg，加细土25～50kg，拌匀，撒在土床上。

（2）蝼蛄

【主要特征】 蝼蛄可破坏畦面平整，从畦外窜入或地下巢穴打洞行至畦面，使龙胆缺水透风导致小苗死亡，轻者引起断条，重者全株毁掉。

【发病规律】 蝼蛄以成虫、幼虫在50～70cm深土中越冬，第二年春天开始危害。

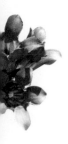

【防治措施】 提前整地，施高温堆制的腐熟肥料；根据蝼蛄的趋光性，灯光诱捕；人工捕杀，50%敌百虫粉剂1kg拌入20kg炒香豆饼或麦麸加适量水制成毒饵撒在畦面诱杀。

〈病虫害综合防治〉

（1）种苗消毒技术 播栽前采用50%代森锰锌500倍液对种苗进行药剂浸种30分钟，可有效防止种苗带病。

（2）田园卫生技术 4月下旬龙胆草出土前采用30%过氧乙酸500倍对龙胆草床面和作业道进行喷药消毒，降低地表病残体上的越冬菌原数量，推迟病害始发期。

（3）遮阴栽培技术 由于光照有利于龙胆草斑枯病的生长和繁殖，因此在龙胆草床面间作2行高秆作物（玉米和月见草等）进行遮阴栽培可减缓发病。

（4）作业道覆盖技术　越冬前用松针或稻秆覆盖作业道，既可防冻又可降低生长前期地表病原菌因雨滴飞溅造成的初侵染指数。

（5）施用叶面肥提高植株抗病性技术　开花期前结合药剂防治喷施植动力2003（3000倍）以及磷酸二氢钾（200倍）等高效叶面肥，促进植株生长，可有效提高植物抗病性。

（6）其他　入冬前做好清田工作，烧掉病残株。虫害严重的地块可在整地时进行土壤消毒，也可在生育期进行防治。生育期可采用黑光灯诱杀蝼蛄。通过选用抗病抗虫品种，非化学药剂种子处理，培育壮苗，加强中耕管理，秋季深翻晒土，清理田园，轮作侧茬、间作套作等一系列措施达到防治病虫害的效果。

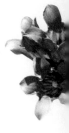

（二）坚龙胆栽培技术

1. 选地整地

选择有水源，平地、坡地及撂荒地均可，土壤要求土层深厚，质地疏松，pH呈微酸性。选地基本原则为：潮湿，肥沃，排水性好，日照时间短（早朝阳）。以生地为佳，忌连作。可套种，在田间播种狗尾巴草草籽（1.5～2.5千克/亩）进行套种。

选地后于晚秋或早春将土地深翻25～30cm，打碎土块，清除杂物。每平方米可用8g 50%的多菌灵进行土壤处理。要求做到充分破碎和翻耙，将各土层中

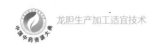

的病菌及虫卵翻出土面，经阳光充分暴晒死亡，减少次年病原及虫卵的数量，减轻病虫害的发生。

2. 播种育苗

直播分春播与秋播，秋播出苗率较春播高。春播需用低温砂藏的种子用赤霉素300mg/kg拌种，再将种子与干净河砂1∶3拌匀，河砂要湿润（含水量控制在15%左右），放入透气的容器保存在0～10℃低温湿润环境中2个月后播种。春播时间在清明前后，秋播时间在霜降前后。春播越早越好。

畦池做好后，用木板荡平池面，把种子与草木灰按1∶10配制后拌匀，在池面均匀撒播，为防止播不均匀可分2次撒播。育苗移栽地每亩用种量约1kg，直播每亩播种约500g，播后用木磙镇压，使种子与土壤紧密接合。播后用红松（或马尾松）针叶覆盖畦面，厚度以地表透光率约20%为宜，直播的龙胆草第三年秋可出售。

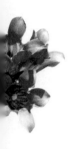

种子播后，在湿度适宜的条件下，约10天出苗，一年生小苗除1对子叶及3～6对基生叶，无明显地上茎。到10月上旬叶枯萎，越冬芽外露，此时苗根上端1～3mm，根长达10～20cm，可以第二年春季或秋季移栽，用二年生苗栽，根较粗大、根条较多、营养充分、抵抗力强、容易成活。但由于根较长，起挖时根端易断，影响缓苗，起挖时可根据种苗大小分级，分别栽植。

从畦的一端开始，用平锹挖坡形移栽槽。一年生苗移栽苗槽宽15～20cm，二年生苗移栽槽25～30cm，坡度为45°左右。将苗按15cm株距摆于移栽槽内，芽顶低于畦面2～3cm，然后覆土。栽完一畦后将畦面整平并加以镇压，然后灌水。有条件的可在畦面覆盖一层马粪或枯叶等，利于保湿与防寒。薄膜隔箱育苗，在小苗生出两对真叶后直至休眠期，随时可移栽。挖10cm深窄沟，将每隔苗连床土一起取出，栽入沟内，两侧用土压实，整平，栽后灌水即可。此法操作简便，移栽时不受时间限制，成活率高，是比较好的育苗移栽方法。

3. 田间管理

（1）遮阴　龙胆草从直播或移栽开始就要覆盖遮阴。育苗土或直播田用松针叶覆盖的，等小苗长到6～8片叶时，随着拔草撒掉一半松针，剩下的松针就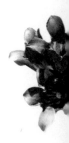可以保留。生产田都要在早春赶早播种遮阴植物，春播的作物可与龙胆同时播种。遮阴物以高秆作物为首选，如玉米、高粱、向日葵等。

（2）除草　播种后第一年10～12月份，如果杂草和狗尾草过高，要进行一次割草，以免造成过度遮阴，影响幼苗生长。第二年要进行除草2次，时间为7～12月份。第三年根据情况进行除草。

（3）施肥　第二年6～7月可施复合肥10～15千克/亩。第三年开花前追施1次复合肥，每亩用量20kg，以促进根系发育和种子生长。

（4）松土　松土的目的是防止畦面土壤板结，提高土壤气性，减少水分蒸发，并除掉萌芽中的杂草。松土在移栽第一年作为重点，第二年只在出土时松

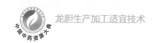

一遍土即可。在移栽缓苗后，应及时用手或铁钉耙子疏松因浇水造成的畦面板结层。注意移栽苗是斜栽的，松土时不要过深，以免伤苗或将苗带出。一般移栽后龙胆田结合除草和松土2～3次即可。

4. 病虫害防治

（1）黄疸病

【主要症状】 主要感染叶片。感染初期，叶背有黄绿色散生小疱斑，发病部位表皮破裂后可露出棕褐色夏孢子堆，夏孢子成熟后呈金黄色粉末状，可借助风力传播。感染严重时，叶片枯黄色，不可进行光合作用，造成地下根系营养不良，使根产量降低，严重者根系腐烂。

【病原菌】 黄疸病病原菌为*Aecidiumpers*，属于担子菌亚门，锈菌目真菌。

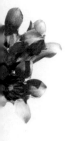

【发病特点】 温度高、湿度低容易感染此病，病菌以冬孢子在病株上越冬，第二年条件适宜，孢子可借风力传播，侵染其他植株。5月下旬气温12～20℃，无雨干旱时，易发生该病。砂壤土发病率较高。田间管理不善，不及时剔除发病株，会导致此病蔓延。

【防治措施】 地上部分枯萎后，及时消理杂草和病株，并集中烧掉；增施有机肥料，以增强抗病能力；加强田间管理，及时除草松土，干旱时，适当浇水；发病初期，清除病叶，抑制其病原菌传播蔓延；龙胆草在地上部分枯萎后，出苗前，各喷一次多菌灵500倍液、粉锈宁200倍液，进行土壤消毒处理；

龙胆展叶后，喷洒粉锈宁100～200倍液、甲基托布津500～800倍液、敌锈钠500倍液。5～10天各喷洒1次，连续作业2～3次。

（2）蝇幼虫害

【主要特征】　初卵幼虫蛀入花蕾内食取花器，老熟幼虫为黄白色。在花蕾开放前已将雌蕊、雄蕊等花器食光，然后在未开放的花蕾内化蛹，大约于8月下旬成虫羽化，被害花不能结实。

【发病规律】　龙胆花蕾形成时，成虫产卵于花蕾上，一个被害花蕾内，可多达七八只幼虫。

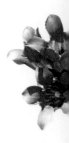

【防治措施】　成虫产卵期喷氧化乐果防治。

（3）综合防治原则　坚龙胆的病虫害防治应该遵循"预防为主，综合防治"的原则，从坚龙胆与有害生物的整个生态系统出发，采用如清洁田园、轮作、合理密植、仿生栽培等农业防治加化学防治的综合防治方法较为科学。创造不利于害虫生长且有利于坚龙胆生长发育及各类天敌繁衍的环境条件，保持农业生态系统的平衡和生物多样化，使经济损失降到最低限度。

（4）综合防治措施

①清洁田园　多种病原菌都是附着于植株病残体上在土壤中越冬，第二年危害发出来的新植株。因此，每年收获时把田园清洁干净，减少病菌积累即可减少危害。

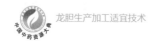

②轮作 龙胆收获后种一茬禾本科作物如玉米、陆（旱）稻或豆科作物如猪屎豆、苜蓿，这样可隔离病菌，让病菌没有寄主而死亡；许多植物如烟草是多种类根结线虫及胞囊线虫的高感染植物，菠菜、芫荽可刺激线虫卵提早孵化，种植这些作物可诱捕土壤中的线虫，在收获这些作物时要连根拔，然后集中烧毁根部，可大大减少线虫基数，减轻对龙胆的危害；或直接栽种具有杀线虫功能的植物如万寿菊等进行轮作换茬，减轻线虫数量。

③合理密植 病害一般在高湿环境下容易爆发，龙胆如果密植，植株间不通风透光，植株间的湿度加大，为病菌繁殖提供了有利条件，加大了病害发生的概率。雾大、湿度大的山区提倡稀植，使植株通风透光，这样可阻碍病菌繁殖的湿度条件，减低危害。

④仿生长环境栽培 野生龙胆病少、病轻或不得病，是因为在它周围环境中存在许多伴生植物，这些伴生植物会抑制危害龙胆的病菌繁殖生长，保护龙胆病轻或不得病。自然界中野生条件下所有的植物都遵循这个规律，这就是植物在野生条件下病少、病轻，而大面积家种后易爆发病害的原因。在茶园中套种龙胆，炭疽病发生率较低。所以要有效、环保、节约成本地防治龙胆病害应进行仿生长环境种植，即在龙胆地中适当套种一些龙胆伴生植物或不要把荒地全开垦出来，而留一些伴生植物再撒播龙胆种子，茶园中套种龙胆对龙胆炭疽病的预防效果最佳。

（5）化学防治

①炭疽病及其他叶斑病　用种子重量5‰的50%多菌灵或60%福福锌可湿性粉剂等杀菌剂进行种子处理；75%百菌清或80%福福锌可湿性粉剂800倍液或40%氟硅唑3000倍液喷雾控制刚发病的中心病株。

②锈病　用种子重量5‰的25%三唑酮或50%多菌灵或种子重量1%的20%萎锈灵乳油拌种；发病初可用210%噁醚唑水分散颗粒剂或25%丙环唑乳油2000倍液或40%氟硅唑3000倍液等喷雾中心病株。

③线虫病　线虫高发地块在龙胆播种前用地膜覆盖土壤（最好在雨后覆膜）10天以上，使膜下变成高温高湿环境，可杀死部分卵及二龄幼虫然后再播种龙胆。在覆膜前撒上石灰氮（50%氰氨基钙颗粒剂）80千克/公顷，盖上稻草、秸秆碎屑可增加土壤温度。开春时先撒一些对线虫高感的植物如烟草、马铃薯、菠菜、芫荽等的种子种植2～3个月等感染根结线虫后，连根拔起这些植物集中处理，可带走土壤中线虫，然后再播种龙胆以减少为害。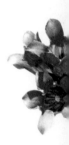

④花器吸浆虫　用内吸性杀虫剂"吡虫啉"2000倍液于坚龙胆开花末期喷施花部。

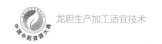
三、采收与产地加工技术

（一）关龙胆采收与产地加工技术

1. 种子收获

选三年生以上的无病害健壮植株采种用。为使种子饱满，每株苗留3～5朵花，多余的花摘除，当果实顶端出现枯萎时，种子即将成熟。一般花后22天果实开始裂口，采收时将果实连果柄一起摘下，放入室内晾干后脱粒。

2. 药材收获

龙胆一般于栽植三年后采收，春秋两季均可采收，以秋季采收为主。挖取龙胆根部后，去掉茎叶，洗净泥土，挂于通风处阴干，至七成干时，将根条理顺后捆成小把，继续阴干至全干即可。如晒干或烘干，龙胆有效成分会大大降低，仅为阴干的一半。质量以根条粗长、黄色或黄棕色、无碎断者为佳。

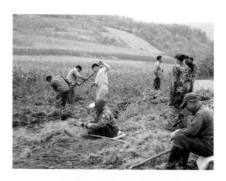

图3-6　龙胆采收

3. 药材规格标准

统货　干货。呈不规则块状，顶

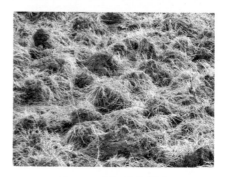

图3-7　龙胆采收鲜品

端有突起的茎基，下端生着多数细长根。表面淡黄色或黄棕色，上部有细横纹。质脆易折断。断面淡黄色，显筋脉花点，味极苦。长短大小不等。无茎叶、杂质、霉变。

（二）坚龙胆采收与产地加工技术

1. 种子采收

一般在11月至12月种子成熟时适时采收，选择晴天、无风、无露水时进行采收。种子变成黄褐色时，即种子成熟。

采收时把整个果序带部分果柄割下，放在簸箕或布带上置于通风处晾晒，2～3天后子房松散，用木棒轻轻敲打出种子，除去杂质，再晾晒5～7天，直至种子水分小于10%即可进行包装。

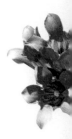

2. 药材采收

坚龙胆种植3～4年后可采收。最适宜采收期为11～12月，留种田在次年1～2月采收。选择晴天采挖，先用挖锄从两侧向内将根刨出，采挖时注意防止伤到根茎，保持根系完整，避免根系折断。采挖好的根抖去泥土，按顺序装入竹筐内运回加工。

3. 产地加工

坚龙胆运回后，用刀切或剪刀剪下茎叶，芦头留0.5～2cm。坚龙胆采收后的根茎不水洗，在半遮光条件下散开晾至根茎半干，忌曝晒，稍带柔韧性时，

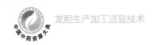

用手搓揉，将表皮及泥土杂质搓去。

把晾晒至半干，稍带柔韧性的坚龙胆根条整理顺直，数个根条合在一起捆成小把，把的大小要均匀适度，一般40～60g为宜。在自然条件下阴干，忌曝晒，温度18～25℃较好，如有条件可将其整齐装入盘内，放入干燥室进行二次干燥。

4. 贮存

坚龙胆加工产品贮存在通风、干燥、阴凉、无异味、避光、无污染并具有防鼠、防虫设施的仓库内，仓库相对湿度控制在45%～60%，温度控制在0～20℃之间。药材应存放在货架上与地面距离15cm、与墙壁距离50cm，堆放层数为8层以内。贮存期应注意防止虫蛀、霉变、破损等现象发生，做好定期检查养护。

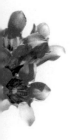

5. 药材规格标准

统货　干货。呈不规则的结节状。顶端有木质茎秆，下端生着若干条根。粗细不一。表面棕红色，多纵皱纹。质坚脆，角质样。折断面中央有黄色木心。味极苦。无茎叶、杂质、霉变。

第4章

龙胆特色
适宜技术

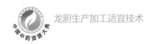

1. 清原龙胆简介

辽宁省清原满族自治县人工栽培龙胆已有20多年，在发展过程中，经过农业部门和广大农户的不断努力，龙胆产业已经成为该县农民增收致富的主导品种，2014年成功在国家工商总局注册"清原龙胆"商标。到目前为止，全县龙胆发展面积3.7万亩，年产量1558吨，产值7800万元。龙胆种植主要分布在英额门镇、南山城镇、湾甸子镇、大苏河乡、敖家堡乡、北三家、清原镇、大孤家镇等乡镇。2014年开展有机农业示范基地建设项目，重点在英额门、湾甸子、大苏河、枸乃甸等乡镇大力推广有机种植，使龙胆生产质量品质、价格得到了进一步提升，目前清原县有机龙胆种植面积已经达到2万亩。主要栽培品种龙胆科植物为龙胆 *G. scabra* Bunge.。

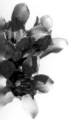

2. 种子直播种植

种子直播比育苗移栽更加减少劳动力成本，在辽宁清原主要采用种子直播的种植方法，具有良好的适宜性。

（1）种子处理　选用性状稳定，质量优良的种子。每亩用种量500g。播种前用50mg/kg赤霉素浸泡12～24小时后，再用70%代森锰锌，80%大生M-45浸泡10～20分钟后再用清水洗2～3遍后，摊开至种子外皮干了即可播种。播种时种子中可拌入细砂、小灰、玉米面等。

（2）直播方法　春播或秋播，以秋播为主。春播时间一般在清明至5月上旬，播种后应立即覆盖松针或稻草，不能缺水，让床面保持湿润。特别在胚芽长出7～10天内土壤表面不能干，否则会造成死苗。当苗出土后即可撤去一部分松针或稻草稍露地面，撤去的松针或稻草覆盖作业道上有利于防止病害发生。秋播在10月进行，秋播可不用镇压床面，直接播种后覆盖松针或稻草即可。直播三年后采收，春秋均可，以秋季采收为主。

3. 利用液态直播方法建立大豆、龙胆间作模式

（1）龙胆草液态直播时机的选择　直播间作时期的选择不宜过早，应掌握在入夏气温较高时进行。在大豆中耕除草基本结束，植株生长繁茂，株高一般在30cm以上，叶片接近封垅，达到了为龙胆遮阴的条件时开始播种。播种期大致在6月下旬至7月份，白天气温在25℃左右，雨季也将来临，适合于龙胆苗生长。

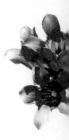

（2）选地　田间液态直播对播种地要求十分严格。要选择涝灾年份不积水或能迅速排水的土地，因为一年生龙胆幼苗不抽茎、根系浅，若大田积水龙胆草全株都会被浸没而全部死亡。土壤结构差，容易板结的土地，其保水性也不好，不适合间作直播，应选择疏松肥沃结构好、持水、通气性能好的土地。

（3）间作大豆的种植　间作大豆的种植不能采用垄播，而采用作畦平播大豆。在播种大豆前先作畦，床面宽1.1m，在床内按50cm行距平播两行大豆，播种龙胆前对大豆行间进行2～3次人工除草，不能使用农药、化学除草剂。所用

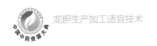

的底肥和追肥均应采用酵素菌肥料。将床整理成平整细碎无杂草的苗床。播种前两天要进行一次灌溉，要灌透，使大豆行间整个床土充分湿润，若中间灌不透，可以挖一小沟，约10cm宽，小沟两侧的土整平后再灌水，这样就达到了有作物遮阴的良好播种条件。

（4）龙胆草液态直播　将已催好芽的种子制成悬浮液，倒入喷壶内，喷壶嘴伸入垄间及两侧从床首开始向前喷浇，使整个床面喷浇均匀，包括根部，不能漏喷，以保证直播床出苗均匀。以保持足够的株数，液态播种后在地表形成了一层薄膜不需再行覆土。播前应先用扫帚轻轻扫一床面，扫掉石块、杂质，种芽落在硬物上不能扎根，扫完后的床土松软细碎，喷液时不产生直流。在灌水和降雨的情况下种子也不位移，使田间直播效果更好一些。

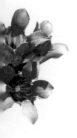

液态直播龙胆每平方米保苗130株。一年生地上部不抽茎，大豆在生长季节不脱叶片，遮阴时间长，在6月下旬封垄后为龙胆创造了良好的遮阴环境。大豆根群大部分在15cm以下，龙胆的地下根量小，分布在10cm表土层内，二者根系的分布，降低了相互间生长的影响，减小了对土壤养分的竞争，而对龙胆加强水肥管理的同时，又为大豆增产创造了条件。达到当年见效的理想结果，所以这种大豆、龙胆间作是非常有效、合理的。在种源充足的情况下，采用液态直播既经济又省工。

4. 利用秋季移栽方法建立大豆、龙胆间作模式

（1）秋季间作时期的选择　大棚育苗若在4月下旬进行，6月末7月初就移栽；大棚育苗若在5月份开，移栽应在7月末8月初进行。龙胆草幼苗出现2对真叶后，为使其根系发育，叶片肥厚深缘，对叶面喷施500倍的磷酸二氢钾，并经过10～15天炼苗，龙胆幼苗可在阴天时进行移栽。

（2）移栽的大田准备　每两垄大豆间作一床龙胆。移栽前大豆除草工作需结束。土壤肥沃、结构较好，作1.2m宽的床，床土打碎、摊平进一步处理得细碎整齐，栽苗前无雨则进行一次灌溉，苗床两侧留出20cm宽的作业道。

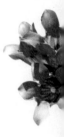

（3）移苗的方法　在起苗的前一天对苗床进行一次浇灌，使土壤含水量控制在60%左右。龙胆幼苗要带土栽培。移栽的穴深12cm，直径4～5cm，穴距为5cm×10cm。每穴用3～5株带床土的龙胆幼苗。每平方米栽200穴、预期保苗数400～600株。每公顷大约用龙胆苗600万株。

（4）间作后的管理　大豆和龙胆间作后的管理，主要是在天旱时经常灌水，9月末至10月初越冬前在大豆割完后，在苗床上加5cm大豆垄上土，作防寒用。

采用这种大豆、龙胆间作方式，为缩短龙胆起收年限，创造优质、高产模式打下了良好基础。

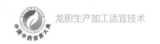

5. 利用春季移栽方法建立果树和龙胆草间作模式

（1）春天移栽时机的选择　大棚龙胆苗经越冬后翌年春季移栽的最佳时期是4月中下旬，此时土壤已化冻15cm，而龙胆尚未开始生长，这时移栽成活率可达95%以上。不带土起出装盒，可进行长途运输，十分方便。

（2）春季移栽地的选择　移栽龙胆要求土壤有机质含量高，结构好，不板结，不黏重，通透性良好的土壤。若选定的地块草荒严重时，应在第一年秋天进行深翻、灭草，供翌年春天使用。建立果树和龙胆草间作模式时，在4月中下旬土壤化冻20cm以上时，在果树行间翻土作床并进行灭草，供翌年春季移栽使用。

（3）春季移栽的方法　将土壤做成1～1.5m宽的床，床土要细碎平整，移栽前灌透一次水，春季移苗可不带土。移苗时可挖至20cm以下的土层，将土抖净。在移栽床上开20cm深的沟，按株距10m×5m移栽，可两株放在一起，培土，栽后马上浇一次水，要灌透。

（4）移栽后的管理　关键是加强水肥管理和中耕除草，促进根系发育，实现优质高产。应注意在给果树喷施杀虫农药时，龙胆床应用薄膜覆盖，以避免龙胆草被污染和被农药液所伤。

在充分合理地利用土地的同时，果树与龙胆在管理项目上有些可以合二为一，如：水、肥的管理上，为提高单位面积土地的产量、效益找出了好的途径。

50

6. 其他特色适宜技术

（1）龙胆与玉米套种　龙胆喜潮湿、凉爽气候，忌强烈阳光直射。龙胆与玉米套种，既满足了龙胆的生长条件，又不影响玉米的产量，能达到增效的目的。

（2）分根繁殖　龙胆生长3～4年后，随着各组芽的形成，根茎也有分离现象，形成既相连又分离的根群。挖起后容易掰开，分成几组根苗，再分别移栽。

（3）扦插繁殖　于6月份剪取枝条，每3～4节为一插条，将下部1～2节叶剪掉，将插条浸入GA、BAP、NAA各1mg/kg复合激素溶液内2～3cm，经24小时后取出，扦插于苗床内，深2～3cm，保持土壤湿润并适当遮阴。经3～4周生根，于7月下旬定植。

第5章

龙胆药材
质量评价

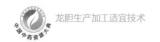

一、本草考证与道地沿革

1. 本草考证

龙胆最早记载于《神农本草经》："味苦涩。主骨间寒热，惊痫邪气，续绝伤，定五脏，杀蛊毒。久服，益智、不忘，轻身、耐老。一名陵游，生山谷"，被列为上品，但除此之外未有其他描述。至梁代，陶弘景对其性状进行了简单的描述"根状似牛膝，味甚苦，故以胆为名"，而后宋代马志在《开宝本草》释其名曰"叶似龙葵，味苦如胆，因以为名"，依据其性状描述可推测所记载的应为龙胆 *G. scabra* Bunge.。至宋代，《本草图经》对龙胆的描述更为详尽"宿根黄白色，下抽根十余本，类牛膝。直上生苗，高尺余。四月生，叶（似柳叶）而细，茎如小竹枝，七月开花如牵牛花，作铃铎形，青碧色。冬后结子，苗便枯"，而李时珍根据其所见龙胆的形态，在古本草的基础上加入自己的见解"弘景曰：根状似牛膝，其味甚苦。颂曰：宿根，类牛膝而短，四月生叶如嫩蒜"。而根据其"叶（似柳叶）而细""叶如嫩蒜"的描述，可见该时期的龙胆叶片较窄而状若披针，进而推测其为条叶龙胆 *G. manshurica* Kitag.。

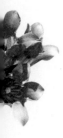

坚龙胆始载于明代的《滇南本草》，曰："龙胆草，味苦，性寒，泻肝胆实火，止喉痛。"至清代后期，吴其濬的《植物名实图考》对其性状进行了详尽的描述："滇龙胆草，生云南山中，丛根族茎，叶似柳微宽，又似橘叶而小。

叶中发苞开花，花如钟形，……上耸，茄紫色，颇似沙参花，五尖瓣而不反卷，白心数点，叶既蒙密，花亦繁聚，逐层开舒，经月未歇。……味苦，……治证俱同"，并认为《滇南本草》中的"龙胆草"即其所述的坚龙胆*G. rigescens* Franch. ex Hemsl.。

二、药典标准

（一）基原、性味及功能主治

1. 基原

为龙胆科植物条叶龙胆*Gentiana manshurica* Kitag.、龙胆*Gentiana scabra* Bunge.、三花龙胆*Gentiana triflora* Pall.或坚龙胆*Gentiana rigescens* Franch. ex Hemsl.的干燥根和根茎。

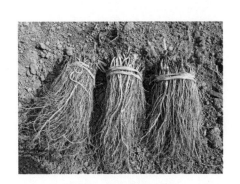

图5-1　龙胆根和根茎

2. 性味

味苦、性寒。

3. 功能主治

具有清热燥湿、泻肝定惊的功效。主治湿热黄疸、小便淋痛、阴肿阴骚、

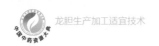

湿热带下、肝胆实火之头胀头痛、目赤肿胀、耳聋耳肿、胁痛口苦、热病惊风抽搐。

（二）鉴别

1. 性状鉴别

（1）龙胆　根茎多横生，长0.5～3cm，直径3～8mm，有多个茎痕，下面丛生4～30条根，常多于20条，根细长圆托形，略扭曲，直径1～3mm；表面灰白色或棕黄色，上

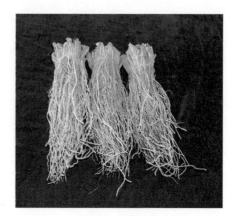

图5-2　龙胆药材

部横纹较明显，下部有纵皱纹及细根痕。质脆，易吸潮变软，断面黄棕色，木部呈黄白色点状，环列，中央髓部明显。气微，味极苦（图5-2）。

（2）条叶龙胆　根茎多直生，块状或长块状，长0.5～1.5cm，直径4～7mm，下面丛生2～16条根，常少于10条。根长约15cm，直径2～4mm，表明棕黄色或灰棕色，有扭曲的纵皱纹，上部细密横纹明显，并有少数突起的支根痕。

（3）三花龙胆　根茎多直生，长1～5.5cm，直径0.7～1.5cm，下面有4～30条根，常多于15条，根直径1～6mm；表面黄白色。全体横纹均较明显。

（4）坚龙胆　根茎结节状，有1～10个残茎，下面有4～30条根，根细长纺

锤形，略弯曲，直径1~4mm；表面淡棕色或棕褐色；横切面中央有白色木心。

2. 显微鉴定

（1）龙胆　外皮层细胞1列，细胞切向延长，壁稍厚，微木栓化；有的细胞中有横隔，分成2~4个子细胞；皮层为3~5列细胞，排列疏松，有裂隙；内皮层细胞1列，细胞切向延长呈条状。有的细胞可见纵隔分成多个小细胞。韧皮部宽厚，外侧有不规则裂隙；筛管群细小，与形成层处较明显。形成层于木质部导管束外方处较明显。木质部射线宽狭不一，导管束8~9个，有的呈两叉状分歧。髓部为薄壁细胞。本品薄壁细胞含微小草酸钙针晶或方晶，长2.5~5μm。

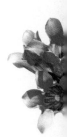

（2）条叶龙胆　根的形成层通常成环，薄壁细胞中草酸钙结晶长2.5~10μm。

（3）三花龙胆　根的薄壁细胞多皱缩呈颓废状，韧皮部内侧薄壁细胞中含有众多草酸钙结晶，长3~15μm。

（4）坚龙胆　根的外皮层及皮层薄壁细胞通常已脱落。内皮层细胞纵隔分成多个小细胞，韧皮部宽厚，形成层环不甚明显，木质部导管发达，密布于根的中央，无髓。薄壁细胞中不含草酸钙结晶。

3. 理化鉴定

（1）生物碱检查　取本品粉末约2g，加甲醇10ml，冷浸过夜，滤过。滤液

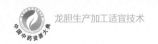

浓缩至4ml，分成两份，一份作薄层色谱用，另一份加稀酸稀释后，滴加碘化铋钾试液，有橘红色沉淀产生。

（2）薄层色谱　取上述甲醇提取液，另取龙胆苦苷甲醇溶液为对照品溶液，分别点样在同一硅胶板GF254薄层板上，用三氯甲烷–甲醇–水（30∶10∶1）展开，取出晾干，置紫外灯254nm波长下检视，样品溶液色谱在与对照品色谱相应的位置上，显相同的紫红色斑点。

4. 常见伪品

（1）桃儿七　根茎呈横走结节状，长0.5～3cm，直径0.5～1cm，表面红棕色或暗灰棕色，上端有茎痕或残留茎基，周围及下端着生多数细长的根。根呈圆柱形，上下粗细较均匀，直径2～4mm，表面灰棕色或红棕色，具纵皱纹及须根痕。质脆，易折断，断面平坦，粉性，皮部类白色，木部淡黄色。气微，味苦，微辛，有毒。

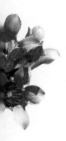

（2）威灵仙　根茎短柱状，长1.5～5cm，直径0.3～1.5cm，表面淡棕黄色，顶端有残留茎基，质较坚韧，断面纤维性，下侧着生多数细长的根。根呈圆柱形，稍弯曲，直径3mm以下，表面黑褐色至棕黑色，有细纵纹，有的皮部脱落，露出黄白色木部。质硬脆，易折断，断面皮部淡棕色，较广；木部淡黄色，呈圆形，气微，味微咸。

三、质量评价

1. 检查

（1）水分（按照2015年版《中国药典》通则0832第二法要求）。

取龙胆药材，粉碎，过2号筛，取供试品2g，平铺于干燥至恒重的扁形称量瓶中，厚度不超过5mm，疏松供试品不超过10mm，精密称定，打开瓶盖在100～105℃条件干燥5小时，将瓶盖盖好，移置干燥器中，冷却30分钟，精密称定重量，再在上述温度干燥1小时，冷却，称重，至连续两次称重的差异不超过5mg为止。根据减失的重量，计算供试品中含水量（%），结果不得过9.0%。

（2）总灰分　不得过7.0%（按照2015年版《中国药典》通则2302测定要求）。

（3）酸不溶性灰分　不得过3.0%（按照2015年版《中国药典》通则2302测定要求）。

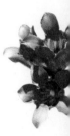

2. 浸出物

照水溶性浸出物测定法（2015年版《中国药典》通则2201）项下的热浸法测定，不得少于36.0%。

3. 含量测定

（1）色谱条件与系统适用性试验　以十八烷基硅烷键合硅胶为填充剂；以

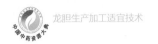

甲醇–水（25∶75）为流动相；检测波长为270nm。理论板数按龙胆苦苷峰计算应不低于3000。

（2）对照品溶液的制备　取龙胆苦苷对照品适量，精密称定，加甲醇制成每1ml含0.2mg的溶液，即得。

（3）供试品溶液的制备　取本品粉末（过四号筛）约0.5g，精密称定，精密加入甲醇20ml，称定重量，加热回流15分钟，放冷，再称定重量，用甲醇补足减失的重量，摇匀，滤过，滤液备用，精密量取续滤液2ml，置10ml量瓶中，加甲醇至刻度，摇匀，即得。

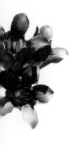

（4）测定法　分别精密吸取对照品溶液与供试品溶液各10μl，注入液相色谱仪，测定，即得。

本品按干燥品计算，龙胆含龙胆苦苷（$C_{16}H_{20}O_9$）不得少于3.0%；坚龙胆含龙胆苦苷（$C_{16}H_{20}O_9$）不得少于1.5%。

第6章

龙胆现代研究与应用

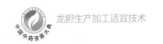

一、化学成分

1. 龙胆

根部含裂环烯醚萜苷类苦味成分：龙胆苦苷（gentiopicroside）、当药苦苷（swertiamarin）、当药苷（sweroside）和苦龙胆酯苷（amarogentin），痕量苦当药酯苷（amaroswerin），苦苷总含量可高达7.33%，而龙胆苦苷含量可达6.34%。生物碱为龙胆碱（gentianine）和龙胆黄碱（gentioflavine），其中，龙胆碱即为秦艽碱甲。

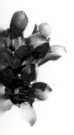

2. 条叶龙胆

根部含裂环烯醚萜苷类苦味成分：龙胆苦苷、当药苦苷和当药苷，痕量苦当药酯苷，苦苷总含量为4.35%，龙胆苦苷含量为4.15%。

3. 三花龙胆

根含裂环烯醚萜类成分：龙胆苦苷、当药苦苷和当药苷，苦苷总含量为3.95%，而龙胆苦苷含量为3.66%，还含有三花龙胆苷（trifloroside）。

4. 坚龙胆

根含裂环烯醚萜苷类苦味成分：龙胆苦苷，当药苦苷，当药苷，痕量苦龙胆酯苷，痕量苦当药酯苷；苦苷总含量5.10%，龙胆苦苷含量5.01%。地上部分含龙胆碱，秦艽碱乙（gentianidine），秦艽碱丙（gentianal），β–谷甾醇（β–sitosterol）。

二、药理作用

1. 本草功用沿革

据《神农本草经》记载，龙胆有"主骨间寒热，惊痫邪气，续绝伤，定五脏，杀蛊毒"，《名医别录》进一步明确龙胆"除胃中伏热，时气温热，热泄下痢，去肠中小蛊，益肝胆气，止惊惕"，主要用于多种热病和惊惕，而"益肝胆气"尚待明确。《药性论》认为龙胆"主小儿惊痫入心，壮热骨热，痈肿；治时疾热黄，口疮"，增加了热病种类、惊痫和痈疮。《日华子本草》补充龙胆具有"治客忤，疳气，热病狂语，疮疖，明目，止烦，益智，治健忘"之功用，第一次提到明目。此后《药类法象》指出龙胆"治赤目肿痛，睛胀，瘀肉高起，疼痛不可忍。治眼中疾必用之药也"进一步强调龙胆在多种眼病中的治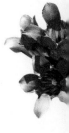疗作用。这一认识得到后世多部本草学的反复确认。《本草蒙荃》甚至认为龙胆"瘀肉必加，翳障通用"。《药性赋》概括龙胆功用有二"退肝经之邪热；除下焦之湿肿"。《本草纲目》对《名医别录》所记"益肝胆气"予以诠释，称"相火寄在肝胆，有泻无补，故龙胆之益肝胆之气，正以其能泻肝胆之邪热也"并扩大到"疗咽喉痛，风热盗汗"病症。《药鉴》总结其用有四："除下部风湿，一也。除下焦湿热，二也。除脐以下至足肿痛，三也。除寒湿脚气，四也"，且作用部位侧重下焦。另外，《履巉岩本草》增加止血功能，称龙胆"治酒毒便血，肠风下血"。而《得配本草》补记其具"杀蛔虫，愈惊疳，消疮痈"之功效。而至明代，《景岳全书》对龙胆功用概述最全，称其"大能泻火，但引以佐使，则诸火皆治。故能退骨蒸疳热，除心火惊痫狂躁、胃火烦热、黄疸、咽喉肿痛、肝肾膀胱伏火、小水淋闭、血热泻痢、下焦湿热痈肿、疮毒疼痛、妇人血热崩淋、小儿热疳客忤，去目黄睛赤肿痛，杀蛊毒、肠胃诸虫及风热盗汗"凡火热为患，无论心火、胃火、肝肾膀胱伏火、下焦湿热、血热和风热诸疾，皆其所宜。以其清泻肝胆实热之力，《医学衷中参西录》将其用于"吐血、衄血、二便下血"。《雷公炮制药性解》谓其"杀疳虫"。综合以上，龙胆主要有清热泻火、燥湿解毒、清肝明目、镇静安神、凉血止血、杀虫等功效。

2. 现代药理研究

现代药理学研究表明，龙胆具有保肝利胆、健胃、抗炎、抗过敏、抗病原体以及影响中枢神经系统功能等作用。

（1）保肝作用　龙胆苦苷具有一定的保肝作用。试验研究表明，当给予CCl_4和D-氨基半乳糖造模的肝脏急性损伤小鼠腹腔注射240mg/kg剂量的龙胆苦苷，每天2次，给药第三天采血测定血GPT值，发现龙胆苦苷+CCl_4组血GPT值明显低于CCl_4组（$P<0.05$）。

而采用改良Miller氏灌流仪灌流大鼠肝脏，在灌流液中加入龙胆苦苷和CCl_4，1小时之内，以灌流量，灌流液GPT及肝组织病理观察为指标，龙胆苦

苷和CCl₄组与CCl₄组比较，统计学上均有显著差异（$P<0.05$）。同时，以CCl₄致大鼠新鲜分离肝细胞损伤为病理模型，在细胞培养液中加入龙胆苦苷，以培养液GPT值及分离肝细胞之DNA、糖原、脂肪染色和电镜观察为检测指标，发现龙胆苦苷保护肝细胞作用在一定范围内与剂量成正比，龙胆苦苷和CCl₄组与CCl₄组比较，前者GPT值明显低于后者（$P<0.05$）给药组因糖原DNA丰富，微结构损伤明显弱于CCl₄组，由于分离肝细胞实验剔除了神经、体液因素的影响，故认为龙胆苦苷有直接保肝作用。

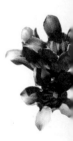

（2）对消化系统的作用　龙胆苦苷能够增加胆汁分泌，进而促进胆囊收缩。研究人员以4.5g/kg剂量的龙胆注射液静注于犬，可显著增加其胆汁流量，此时胆汁流量分别于5分钟及20分钟处出现峰值，前者为胆囊收缩所致，后者则为胆汁分泌增加的结果。同时，以50g/kg剂量的龙胆注射液进行十二指肠给药，对健康或肝损伤大鼠也有显著的利胆效果。

同时，以龙胆苦苷水溶液对家犬进行灌胃，20分钟后胃液量开始增加，而至2小时后，胃液中游离酸及总酸度升至顶峰。而同时，舌下涂抹龙胆苦苷液，其胃液量稍增，游离酸分泌量可检出增加，但经静脉注射给药时胃液量基本不增加。因此，龙胆苦苷刺激胃液和胃酸分泌是直接作用所致。

（3）对中枢神经系统的影响　龙胆碱可影响小鼠中枢神经系统功能，具显著的镇静、降低体温和抗惊厥效果。研究表明，25～200mg/kg剂量的龙胆碱对小鼠进行腹腔注射或灌胃，有中枢抑制作用，能减少小鼠自发活动和定向反射，延长戊巴比妥钠和水合氯醛的麻醉时间，降低体温，松弛肌肉以及降低士的宁的毒性等。当龙胆碱剂量达到200～400mg/kg时，对小鼠有镇静作用，可降低小鼠的自主活动能力。同时，獐牙菜苦苷也能抑制中枢神经系统，具有镇痛和镇静作用，对肠及子宫平滑肌有解痉作用。

（4）抗炎作用　龙胆苦苷对角叉菜胶引起的大鼠足跖肿胀有抑制作用。同时，腹腔注射龙胆碱对大鼠的蛋清性、甲醛性脚肿也均有显著抑制作用。研究表明，用龙胆碱对Bucche法造成甲醛性关节炎的大鼠进行治疗，并设水杨酸钠对照组，龙胆碱抗炎效价优于水杨酸钠。另外，分别以30、60、90mg/kg剂量给动物腹腔注射龙胆碱，通过测定动物肾上腺内维生素C含量，发现给药组维生素C含量明显低于对照组（$P<0.05$），且维生素C含量与剂量成反比，肾上腺内维生素含量降低可致肾上腺皮质功能亢进，产生抗炎作用。

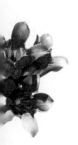

（5）抗过敏作用　龙胆还具有显著的抗过敏作用。研究表明，龙胆碱对豚鼠的组胺性休克及大鼠的蛋清性过敏性休克有显著保护作用，还能明显降低大鼠毛细血管的渗透性。龙胆水提取物于致敏前给药，与皮质激素相似，均明显地抑制苦基氯所致的小鼠迟发型超敏反应，并提示龙胆水提物是通过选择性影响T细胞分化和影响T效应细胞的功能而实现的。

（6）抗菌作用　龙胆水浸剂在试管内对石膏样毛癣菌、星形奴卡菌等皮肤真菌有不同程度的抑制作用。同时，试管法也证明龙胆煎剂对绿脓杆菌、变形杆菌、伤寒杆菌、痢疾杆菌、金黄色葡萄球菌等有不同程度的抑制作用。研究表明，煎剂对猪蛔虫有较强的麻痹作用。口服75～200mg/kg的龙胆碱能够驱除猫弓蛔虫。

（7）其他作用　龙胆可抑制肝脏对皮质醇的灭活作用，对治疗甲状腺功能亢进，肝火旺盛、阴虚型甲亢有较好的疗效；以10g/kg剂量龙胆注射液进行耳静脉注射，可使家兔由给药前每30分钟平均排尿量0.76～2.64ml。龙胆酊剂静注可使兔血压下降，龙胆碱能使猫、豚鼠、家兔及犬的血压下降，但降压作用持续时间短，降压作用可能与其对心肌的抑制有关。

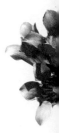

（8）不良反应　龙胆碱小鼠灌胃的LD_{50}为460mg/kg，皮下注射的LD_{50}大于500mg/kg，静脉注射的LD_{50}为250～300mg/kg。龙胆苦苷皮下注射小鼠的LD_{50}为2770mg/kg，犬静脉注射龙胆苦苷500mg/kg引起呕吐，1000mg/kg引起死亡。大量服用龙胆水煎液，可妨碍消化，亦可见头痛，颜面潮红，昏眩等症状。

三、应用

1. 临床应用

（1）治阴黄　龙胆、秦艽各一两半，升麻一两。上三味，粗捣筛。每服五钱匙，以水一盏半，浸药一宿，平旦煎至八分，入黄牛乳五合，再煎至一盏，

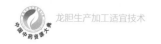
去滓。空心分温二服，日再，以利为度。(《圣济总录》龙胆汤)

（2）治卒然尿血，茎中痛　龙胆草一把，水煎服。(《本草汇言》)

（3）治阴囊发痒，搔之湿润不干，渐至囊皮干涩，愈痒愈搔　龙胆草二两，五倍子五钱，刘寄奴一两。用水一瓮，煎将滚，滤出渣，加樟脑末五分，俟汤通手浸洗。(《本草汇言》)

（4）治高血压　龙胆草9g，夏枯草15g。水煎服。(《福建药物志》)

（5）治血灌瞳神及暴赤目疼痛或生翳膜　龙胆草、细辛、防风各二两。用砂糖一小块同煎服。(《证治准绳·类方》)

（6）治蛔虫攻心如刺，吐清水　龙胆一两（去头，锉）。水二盏，煮取一盏，去滓。隔宿不食，平旦一顿服。(《太平圣惠方》)

（7）治阳毒伤寒，毒气在脏，狂言妄语，欲走起者　龙胆一两（去芦头），铁粉二两。上件药，捣细罗为散。每服不计时候，以磨刀水调下一钱。(《普济方》)

（8）治小儿惊热不退，变而为痫　龙胆（去芦头）、龙齿各三分，牛黄一分（细研）。捣罗为末，研入麝香二钱，炼蜜为丸，如黄米大。不计时候，荆芥汤下五丸。(《太平圣惠方》)

（9）治疳病发热　龙胆草（去芦），黄连（去须，微炒），青皮（去白），使君子（去皮，炒）。上等分为细末，猪胆汁和为丸，如萝卜子大。每服二十

粒，以意加减，临卧热水下。(《局方》龙胆丸)

(10)治咽喉肿痛及缠喉风，粥饮难下者　龙胆一两，胆矾(研)、乳香(研)各一分。上三味，捣研令匀，炼砂糖和丸，如豌豆大。每服一丸，绵裹，含化咽津，未瘥再服。(《圣济总录》龙胆膏)

(11)治项下生瘰疬，不问新久、有热　龙胆拣净。上一味，捣罗为散。每服一钱匙，酒或米饮调下，食后、临卧服。天阴日，住服。(《圣济总录》清凉散)

(12)治小儿夜间通身多汗　龙胆草不拘多少，或加防风，为末，醋糊丸绿豆大。每眼五七丸，米饮下。(《幼科类萃》通神丸)

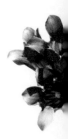

(13)治产后乳不流行，下奶　地胆草、栝蒌根、莴苣子各等份，为末。每服二钱，温葱调酒下，日三四服。(《普济方》)

2. 现代医学应用

(1)治疗肝胆疾病　龙胆泻肝汤是中医临床治疗肝胆疾病的重要方剂，张诗军等从自然杀伤细胞水平，自由基损伤等方面探讨龙胆酸枣汤治疗慢性乙型肝炎的机制，临床应用33例取得满意的效果。胡肇基应用龙胆泻肝汤加减治阳黄黄疸及肝胆湿热，其疗效确切。杜仁榕报道民间应用龙胆草小复方治疗黄疸型肝炎及慢性胆囊炎，疗效确切。

(2)治疗高血压病　用龙胆泻肝汤加减治疗高血压36例有效率达88.89%。

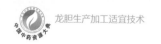

以本方治疗证属肝热上扰高血压患者12例均获较好的疗效。

（3）治疗急性肾盂肾炎　对于湿热蕴于下焦所致肾盂肾炎，用龙胆泻肝法，治疗15例，均获较好的疗效。治疗急性膀胱炎、尿血等尿路感染，也获疗效。

（4）治疗病毒性角膜炎　霍润林等自拟龙胆明目汤，每日1剂，水煎服，10天为1个疗程，并用清明眼药水滴眼，严重时用0.5%阿托品散瞳，治疗49例，总有效率达92.85%。

（5）治疗皮肤病　顾松杰等以龙胆草为主药，自拟方剂治疗脂溢性皮炎、痤疮；带状疱疹、单纯疱疹；阴囊湿疹、下肢丹毒均取得了满意的疗效。另外黄灿运用龙胆清肤汤治疗急性湿疹、接触性皮炎、带状疱疹、龟头炎等皮肤病120例，取得较好的疗效。

（6）治疗急性咽炎　藏药十味龙胆花颗粒采用青藏龙胆，具有疏风清热、解毒利咽、止咳化痰作用。冯锦标用该药治疗急性咽炎256例，取得了满意效果。

（7）治疗慢性支气管炎　陈运等应用十味龙胆花颗粒治疗慢性支气管炎急性发作期60例，取得了较好疗效。

（8）治疗上呼吸道感染　龙再根等应用十味龙胆花颗粒治疗上呼吸道感染93例，总有效率达91.7%。

（9）治疗结膜炎　应用龙胆泻肝汤加减治疗暴风客热，民间应用龙胆草组成复方，水煎服，澄清液洗眼，治疗急性结膜炎，疗效也较好。

3. 应用禁忌

最早记载龙胆应用禁忌的是南北朝时的《本草经集注》。陶弘景云："贯众为之使，恶防葵、地黄。"同时，《雷公炮炙论》也有"勿空腹饵之，令人溺不禁"的描述。至明代，李时珍《本草纲目》明确指出龙胆"大苦大寒，过服恐伤胃中生发之气，反助火邪，……久服轻身之说，恐不足信"。《神农本草经疏》也说"胃虚血少之人不可轻试。凡病脾胃两虚、因而作泄者忌之"。而至清代，严洁等在《得配本草》上告诫"（龙胆）大损胃气，无实火者禁用"。而同时期，《本草利害》也有类似的忠告。

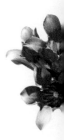

4. 食疗保健

龙胆茶　以龙胆草100g，菊花、槐花、绿茶各60g配制成茶，可主治高血压眩晕、头痛、目赤肿痛、耳鸣等症，对湿热下注所致的小便涩痛、白浊、阴囊湿痒等症也有作用。

四、市场动态

龙胆为临床常用药，年需求量约2000吨，其价格会随着产量的变化而有所起伏。2011年至2017年间，北龙胆价格处于一个相对平稳的水平（44～50元/千克）。

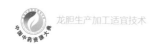

其中，2011年上半年其价格接近60元/千克，而后于2013年下半年因受北龙胆供应量不足的限制，以及南龙胆货源充足且价格低的冲击，南龙胆市场价格反常跌破25元/千克，最低时达23元/千克。其后，北龙胆价格稳定在45元/千克左右，至2017年初，北龙胆价格再度回归至50元/千克左右。

而北龙胆因资源不足，虽然具有一定的贮藏量，但仍旧造成的其市场供应无力。2011年至2017年间，南龙胆持续上涨的价格趋势。2011年末2012年初南龙胆价格仅处于25元/千克区间。而在2012年至2015年，其价格攀升至30～36元/千克，平稳于32元/千克，并于2013年末至2014年初达到该阶段价格峰值。其后，南龙胆于2015年下半年至2016年年底价格升至38元/千克，并持续维持该价格水平，并于2017年年初升至42元/千克。其市场价格一路上涨。

龙胆为一临床常，具有清热燥湿、泻肝胆火的功效。常用于湿热黄疸、阴肿阴痒、白带、湿疹、目赤、耳肿，肝经热盛生风所致高热惊厥、手足抽搐，肝胆实火所致的头胀头痛、口苦耳聋、胁肋刺痛等症，为历代医家所推崇。龙胆除在中医临床配方中使用外，还作为龙胆泻肝丸、黄连羊肝丸、小儿清热片、清热解毒口服液、当归龙荟丸、鼻窦炎口服液等中成药的原料。现代研究表明龙胆在保肝、利胆、抗菌、抗炎等方面作用突出，具有较好的开发利用价值。随着龙胆的市场拓展和产品开发，其产品有增加的趋势。

参考文献

［1］中国科学院中国植物志编辑委员会. 中国植物志. 第六十二卷［M］. 北京：科学出版社. 1996：100-108.

［2］国家中医药管理局《中华本草》编委会. 中华本草. 第十六卷［M］. 上海：上海科学技术出版社, 1999：5552-5554.

［3］谢宗万. 全国中草药汇编（第二版）（上册）［M］. 北京：人民卫生出版社, 1996：261-262.

［4］张金渝, 沈涛, 杨维泽, 等. 云南道地药材滇龙胆资源调查与评价［J］. 植物遗传资源学报, 2012, 13（5）：890-895.

［5］李黎, 韩辉, 唐焕伟. 东北龙胆草研究进展［J］. 黑龙江科学, 2013, 4（6）：22-23.

［6］张林, 梁茂新. 龙胆草潜在功用的发掘与利用［J］. 世界科学技术–中医药现代化, 2015, 17（3）：675-678.

［7］吴立宏. 中药龙胆的应用传承［J］. 世界科学技术–中医药现代化, 2011, 13（2）：340-347.

［8］孟祥才, 孙晖, 韩莹, 等. 条叶龙胆药材资源变化及未来发展建议［J］. 中国现代中药, 2011, 13（2）：10-12.

［9］周家驹, 谢桂荣, 严新建. 中药原植物化学成分手册［M］. 北京：化学工业出版社, 2004：1187.

［10］国家药典委员会. 中华人民共和国药典（一部）［M］. 北京：中国医药科技出版社, 2015：96.

［11］张贵君. 中药商品学（第二版）［M］北京：人民卫生出版社, 2008：158.

［12］吕学兰. 龙胆药效学及临床应用研究［J］. 黑龙江中医药, 2011, 40（1）：45-46.

［13］王金宏. 龙胆中植物多糖保肝、降血脂及免疫调节作用的研究［D］. 哈尔滨：哈尔滨商业大学, 2012.

［14］唐庆栓. 龙胆的临床研究进展［J］. 齐齐哈尔医学院学报, 2011, 32（13）：2156-2157.

［15］郑楠楠, 王宝庆, 孙晓雪, 等. 龙胆质量检测方法的研究进展［J］. 生命科学仪器, 2014（1）：25-28.

［16］刘薇. 龙胆炮制饮片原料药筛选及质量标准研究［D］. 成都：成都中医药大学, 2006.

［17］曹悦, 左代英, 孙启时. 龙胆药材与常见伪品的数码显微鉴别［C］. 中国药学大会暨中国药师周. 2009：1192-1194.

［18］东林, 李海峰. 植物激素对坚龙胆种子萌发的影响［J］. 安徽农业科学, 2012（12）：7100.

［19］王彦华. 条叶龙胆栽培技术［J］农村实用科技信息, 2015（6）：13.

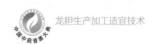

［20］张智勇. 龙胆的组织培养繁殖技术［J］. 内蒙古林业调查设计，2012（3）：89-90.

［21］邢鑫，李波，孙黎明. 龙胆人工栽培技术［J］. 农业知识，2014（9）：41-42.

［22］刘景华，刘廷军. 龙胆播种育苗苗床不同覆盖处理成苗效果的研究［J］. 吉林林业科技，2011，40（2）：32-34.

［23］杨晓娜. 辽东山区龙胆草的栽培技术［J］. 现代畜牧科技，2015（1）：134.

［24］吴云富. 云南栽培滇龙胆病害种类及生态治理［J］. 农业开发与装备，2014（11）：138.

［25］孙海峰，敖莹，王江凤，等. 龙胆新病害龙胆叶枯病病原的鉴定［J］. 现代中药研究与实践，2015（6）：1-3.

［26］郭靖，王英平. 北方主要中药材栽培技术［M］. 北京：金盾出版社，2015，274-291.

［27］王芳. 当归、甘草、龙胆栽培技术［M］. 吉林：延边人民出版社，2002，213-232.

［28］王良信. 名贵中药材绿色栽培技术，黄芪，龙胆，杏梗，苦参［M］. 北京：科学技术文献出版社，2002，94-109.

［29］王宏韬，周琳，刘彤，等. 龙胆草高效种植模式的研究［J］. 国土与自然资源研究，1997，（2）：71-74.

［30］李景发，张云峰，赵敏，等. 龙胆草栽培及斑枯病的防治［J］. 东北林业大学学报，2000，28（2）：78-80.

［31］杨书彬，王承. 龙胆化学成分和药理作用研究进展［J］. 中医药学报，2005，33（6）：54-56.

［32］肖淑梅，李润霞，李秀莲，等. 玉米与龙胆草间种栽培技术研究［J］. 吉林农业大学学报，1995，17（2）：41-44.

［33］赵永华. 中草药栽培与生态环境保护［M］. 北京：化学工业出版社，2001，91-102.

［34］丁立威. 北龙胆产销分析［J］. 特种经济动植物，2013（4）：23-24.

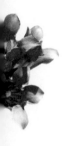